Guía de Heridas Quirúrgicas

EDITOR: *Diego Molina Ruiz*

Copyright © 2016 Diego Molina Ruiz

Edita: Molina Moreno Editores molina.moreno.editores@gmail.com

Tapa blanda, Nº páginas 99. Diseño de portada: Diego Molina Ruiz

Título de la obra: Guía de Heridas Quirúrgicas

Guía número 4

Serie: Notas sobre el cuidado de Heridas

Primera edición: 25/10/2016

Autoras:

Autora: Alba Flores Reyes

Autora: Ana Ríos Chaparro

Diego Molina Ruiz Ed.

All rights reserved / Todos los derechos reservados

ISBN-10: 1539768449
ISBN-13: 978-1539768449

Edición impresa en papel y ebook disponible en:
www.amazon.com y www.amazon.es

TÍTULO DE LA OBRA:

GUÍA DE HERIDAS QUIRÚRGICAS
GUÍA NÚMERO 4
SERIE: NOTAS SOBRE EL CUIDADO DE HERIDAS

AUTORAS:

ALBA FLORES REYES

ANA RÍOS CHAPARRO

EDITOR: *Diego Molina Ruiz*

PRESENTACIÓN

La rápida evolución que en los últimos años han experimentado los conocimientos científicos, los medios técnicos, el desarrollo farmacológico y el propio sistema de salud se evidencia en la práctica clínica diaria. Ésta práctica comprende un conjunto de actividades que buscan responder a la necesidad de revelar, diagnosticar o examinar lesiones con fines clínicos o de investigación. En base a ello, los profesionales de la salud, desplegamos toda una actividad curativa o paliativa utilizando para ello técnicas y procedimientos propios.

La referencia a los cuidados está presente en todo el recorrido de la obra. Destaca ante todo que es una compilación centrada en los cuidados. El lector puede comprobar gratamente, que junto a un catálogo de variadas técnicas articuladas de manera concisa y completa, contiene actividades derivadas del cuidado, enunciadas con una terminología propia y entendible. Además de una exhaustiva y pormenorizada descripción de las técnicas imprescindibles, quien se acerque a sus páginas va a encontrar los elementos más reconocibles de cuidar en distintos lugares tanto en un ambiente clínico como en el domicilio del paciente. En este aspecto, en el texto se recupera la visión centrada en el paciente y no tanto hacia la técnica.

Por otra parte, se trata de una obra colectiva que ha conseguido reunir a un destacado grupo de profesionales. Esta acertada mistura de autores aporta un profundo saber práctico y actualizado, muy útil para la clínica, que es la que caracteriza a la cultura del cuidado. Si bien, cuidar de un modo excelente no es un acto o conjunto de acciones que se puedan improvisar o protocolizar. Es necesaria la individualidad, la especificidad del cuidado, que deben ir más allá de la técnica.

La obra completa denominada "Notas sobre el cuidado de heridas" se compone de 15 guías, de las cuales las 14 primeras tratan de manera específica distintos temas como son: Los distintos tipos de Heridas, Quemaduras, Lesiones cutáneas, los Cuidados tanto de Ostomías como de Traqueotomías, las diferentes tipos de Úlceras, y el Pie Diabético. Y por último la número 15 es una Guía Resumen o Compendio que recoge o engloba a las 14 anteriores.

Para terminar, es importante para mí el agradecer a todos los componentes de éste ambicioso Proyecto Editorial todo el esfuerzo que han realizado, desde el estudio pormenorizado de los temas, conciso y conforme a los más recientes hallazgos de la investigación y tecnología, hasta las pautas éticas, poniendo a disposición de la sociedad en general, lo que pueda ser un referente necesario de práctica clínica en el cuidado avanzado de Heridas.

Diego Molina Ruiz

EDITOR: *Diego Molina Ruiz*

DEDICATORIA

El presente libro en particular y la colección "Notas sobre el Cuidado de Heridas" a la que pertenece, en general, van dedicados a todas las personas que padecen alguna de las lesiones que aquí se tratan. A las personas que las cuidan, sean familiares, profesionales o amigos. Y también a todas las personas interesadas en conocer o practicar todo el saber que su lectura ofrece.

¡Salud y Ánimo!

Diego Molina Ruiz

EDITOR: *Diego Molina Ruiz*

CONTENIDOS

1	Introducción	1
2	Conceptos	3
3	Piel	7
4	Cicatrización	11
5	Complicaciones	17
6	Curas	21
7	Cuidados	33
8	Recomendaciones	39
9	Resumen	47
10	Bibliografía	51
11	Anexos	59

AGRADECIMIENTOS

A todo el elenco de autores que han hecho posible la elaboración de la presente guía y en su conjunto toda la colección que forman la serie denominada "Notas sobre el Cuidado de Heridas". Un equipo de profesionales que destacan por su incansable interés por la innovación basada en la evidencia. El conocimiento apoyado por la investigación y la experimentación de prácticas clínicas que conforman la experiencia del trabajo diario. Con la observación y recogida de las anotaciones necesarias para ser plasmadas y compartidas a través los textos incluidos en ésta obra.

1 INTRODUCCIÓN

La presente guía sirve como ayuda para el día a día de los profesionales de enfermería, enfocado al contexto de las heridas quirúrgico tanto en el ambiente clínico como en el domicilio una vez procedido al alta del paciente.

Con esta guía pretendemos conseguir que se conozca el actual abordaje terapéutico de las heridas quirúrgicas desde el conocimiento de los principios básicos de las heridas, piel y cicatrización hasta el manejo y curación de éstas, debido a que de esta forma actuaremos tratándolas con las técnicas de tratamiento más actuales basadas en la evidencia científica, así como el cuidado de la piel perilesional, parte importante del proceso recuperación que va más allá del cuidado de la propia herida quirúrgica, y considerando a su vez otros aspectos importantes en el proceso de curación/rehabilitación como son consejos de autocuidados para la vida diaria, porque nuestro principal objetivo es conseguir que el paciente sea independiente en el manejo de su herida en el día a día, porque la independencia es sinónimo de calidad de vida y salud.

También pretendemos que sea una guía de fácil acceso para poder solventar dudas y que ayude a llevar a cabo las directrices más correctas del cuidado integral tanto de la herida quirúrgica como del paciente. De esta manera, aportamos un libro dinámico, breve, útil y actualizado que presenta los mejores cuidados en heridas quirúrgicas, ayudando a subsanar errores que podamos estar cometiendo actualmente o a completar carencias actuales que presentemos en nuestros cuidados.

Haciendo una breve reseña histórica, podemos señalar que desde la aparición del hombre hasta nuestros días, el ser humano ha tratado de curar sus heridas, pasando por terapias y métodos que han perdurado por los siglos, desde su paso por los orígenes egipcios, griegos y romanos[1].

Destaca en la historia de la edad media la famosa Escuela de Salerno (S XII-S XIII), la cual nos aporta diferentes nociones respecto a técnicas de sutura, cuidado de la piel perilesional y conceptos de cicatrización que de las que derivan las técnicas actuales[2].

En cuanto al cuidado de enfermería, éste se fundamenta en la relación individualizada terapéutica con la persona enferma. Como enfermeros cae sobre nosotros gran parte de responsabilidad en la buena evolución de las heridas quirúrgicas para que se desarrollen favorablemente dejando atrás las posibles complicaciones. Con esta guía pretendemos estandarizar los cuidados de las heridas sin dejar atrás una de las funciones más importantes como enfermeros, tratar al paciente y no solo la herida, individualizando las curas y el trato a los pacientes; a veces nos centramos en el éxito de la herida dejando en un segundo plano el hecho de ser enfermeros. Debemos evitar que factores como el estrés o el agotamiento nos hagan caer en la rutina y con ella en la automatización de las curas y del trato a los pacientes. Tratar al paciente siguiendo el modelo biopsicosocial para tener en cuenta todos los factores que pueden atrasar o adelantar el proceso de cicatrización.

Otro factor importante es el autocuidado de cada paciente. Recae sobre nosotros como profesionales la responsabilidad de enseñar a cuidarse y a diferenciar una posible complicación o problema, ya que nosotros realizamos la cura y marchan a sus hogares o su habitación. Son los propios pacientes los que nos pueden comunicar cualquier alteración que observen para ponerle solución lo antes posible y que no termine en una complicación grave. Esto nos hace crear un vínculo emocional y de empatía con los pacientes asegurándonos una exitosa evolución del problema

Por último, comentar que la estandarización de cuidados que pretendemos llevar a cabo con este libro, se trata de la recopilación de avances y experiencias unificando conocimientos e información más relevante hasta el momento para el cuidado y buena evolución de las heridas quirúrgicas.

2 CONCEPTOS

2.1. EPIDEMIOLOGÍA

Según la OMS, cada año se realizan alrededor de unas 234 millones de intervenciones de cirugía mayor en el mundo. La frecuentación quirúrgica en España fue, en 2005, de 95,7 por mil habitantes, siendo de 49,6 por mil habitantes para las intervenciones quirúrgicas con hospitalización, y de 22,7 por mil habitantes para las intervenciones de Cirugía Mayor Ambulatoria[3].

Basándonos en los informes del sistema de vigilancia nacional de las infecciones nosocomiales, las infecciones del sitio quirúrgico son las terceras infecciones nosocomiales más informadas, correspondiendo entre el 14% y el 16% de todas las infecciones nosocomiales en los pacientes hospitalizados. Entre los pacientes quirúrgicos, exclusivamente, las infecciones del sitio quirúrgico son las más comunes, correspondiendo al 38% de las mismas. De estas, dos tercios están relacionados con la incisión, y un tercio corresponde a los órganos y espacios involucrados durante la cirugía[4].

Según la última versión del estudio sobre la Prevalencia de las Infecciones Nosocomiales en España y la Encuesta Puntual de Prevalencia en los Hospitales de Agudos de Europa (EPINE-EPPS) publicada el 19 de Junio de 2013, se evidencia como la infección de la herida quirúrgica ha aumentado en aquellos pacientes sometidos a una intervención previamente (30,39% frente a 19,4% en la versión publicada anteriormente), quedando por encima de las infecciones respiratorias, del tracto urinario y otras, y posicionándose en primer lugar.

2.2. CONCEPTOS DE HERIDA O LESIÓN

Una herida es la perdida de la solución de continuidad de tejido o de una o varias estructuras como la piel, fascia, musculo, huesos, tendones o vasos sanguíneos, considerado como estado patológico en el cual los tejidos están separados o destruidos con pérdida de sustancia o deterioro de la función, como consecuencia de esta agresión existe el riesgo de infección y otras complicaciones que veremos en el apartado 5[5,6,7].

Las heridas las podemos clasificar según la causa, profundidad, integridad de la piel, gravedad de la lesión, grado de limpieza o contaminación, quemaduras[5,6].

- Según causa:

  - Heridas punzantes: son originadas por objetos puntiagudos como agujas o anzuelos. Puede ocasionar hemorragias internas o dañar cavidades subyacentes.
  - Heridas cortantes: son producidas por objetos filosos (Vidrios o cuchillos). La hemorragia es escasa pero puede poner en riesgo músculos, nervios y tendones.
  - Abrasiones: Raspaduras provocadas por la fricción de la piel con una determinada superficie. Es una herida superficial, con posibilidad de infección.
  - Laceraciones: son desgarros en los tejidos. Son efectuadas por elementos de bordes serrados y superficialmente son irregulares.
  - Contusiones: por la resistencia ejercida por los huesos frente a un golpe. Los bordes son irregulares. Suelen producir una hemorragia en los tejidos internos.
  - Avulsión: lesión con desgarro y destrucción del tejido. Suelen ser producidas por maquinaria o mordidas.
  - Amputación: perdida de un fragmento o una extremidad.

- Según profundidad:

  - Heridas superficiales: son aquellas heridas que solo atraviesan la piel.
  - Heridas profundas: heridas que atraviesan la piel y el tejido subcutáneo.
  - Heridas penetrantes: aquellas heridas que penetran alguna cavidad, boca, abdomen, vagina, ano.
  - Heridas perforantes: son aquellas heridas que perforan el cuerpo, piel, vísceras u órganos, corren mucho riesgo de sangrado.

- Según integridad de la piel:

  - Heridas abiertas: Herida con solución de continuidad de la piel o de las mucosas, por objeto cortante o contusión.
  - Heridas cerradas: Herida sin solución de continuidad de la piel, cuya causa es contusión con objeto romo, fuerza de torsión, tensión o desaceleración contra el organismo.

- Según gravedad de lesión:

- Herida superficial: Solo afecta a la epidermis, cuya causa es el resultado de la fricción aplicada a la superficie cutánea.
- Herida penetrante: Con solución de continuidad de la epidermis, dermis y tejidos u órganos más profundos cuya causa es un objeto extraño o instrumento que penetra profundamente en los tejidos corporales.
  - Quemaduras: pueden ser de varios grados en función del nivel de afectación de la piel. En las de primer grado (afectación únicamente de la epidermis), en la zona de la herida se puede observar una pequeña hinchazón y enrojecimiento, además el individuo quemado experimenta dolor al tacto. En las de segundo grado, afectada también la segunda capa de la piel (dermis), se observan en la zona quemada hinchazón, pérdida de la piel y formación de ampollas. Por último, en las de tercer grado, además de estar afectada la epidermis y la dermis, se comprometen los tejidos internos, los músculos y tendones. La región de la herida no presenta sensibilidad a causa de la destrucción de los nervios y la probabilidad de regeneración es mínima. Suelen ser ocasionadas por el contacto directo con fuego, superficies y líquidos calientes.
  - Quirúrgicas: Son aquellas que vamos a tratar en el presente libro. En función del grado de contaminación se clasifican del siguiente modo[8]:

- Clase I.

Se trata de una herida limpia, que no muestra signos de infección e inflamación. Del mismo modo no se produce rotura de la técnica aséptica, y se realiza cierre primario.

Se incluyen la piel, y el sistema vascular del ojo, sin embargo no se centra en el tracto respiratorio, digestivo o genitourinario.

- Clase II.

Se trata de una herida limpia-contaminada que no muestra signos de infección, pero si un mayor riesgo de ésta. Esto puede ser debido a una pequeña rotura en la técnica aséptica, del drenaje mecánico, o simplemente debido a su ubicación.

Se incluyen el tracto respiratorio, digestivo y genitourinario.

- Clase III.

Se trata de una herida contaminada, usualmente traumática y abierta, en la que puede haberse salido el material del tracto gastrointestinal, puesto que se centra en el tracto genitourinario o biliar con orina o bilis infectada. También puede ser debida a una incisión sobre un territorio con inflamación que no llega a ser purulenta.

Cuando un objeto exterior entra en contacto con la piel, se clasifica como alto riesgo de infección y contaminada.

– Clase IV.

Se trata de una herida sucia. Puede ser debido a trauma con objetos retenidos, material fecal o cuerpos extraños o bien herida traumática no fresca u originada en sitio sucio, así como perforación de vísceras.

Las heridas quirúrgicas suelen seguir un proceso normal de cicatrización, sin destrucción ni perdida de tejidos y limpias, sin infección al haberse realizado asépticamente. Estas heridas se suturan con hilo o grapas, cuando la herida quirúrgica viene de una intervención quirúrgica sucia o infectada de entrada, se deja abierta para minimizar la infección y se sutura posteriormente por tercera intención[6].

2.3 DEFINICIÓN HERIDA QUIRÚRGICA

En concreto, podemos definir herida quirúrgica como aquella de origen quirúrgico, ocasionadas normalmente por un bisturí con el consecuente objetivo de la reparación de órganos, tejidos e intervenciones varias. También pueden considerarse heridas postoperatorias.

3 PIEL

La piel es el órgano de mayor dimensión en cuanto a superficie y peso que conforma el cuerpo humano. En el adulto cubre unos 2 m², pesa unos 4,5 ó 5 Kg y su grosor varía en torno a 0,5 y 5 mm. La piel junto a sus derivados (cabello, uñas, glándulas sebáceas y sudoríparas) componen el sistema intergumentario[9,10].

Consta de dos partes según el punto de vista estructural, la epidermis y la dermis. Debajo de éstas se encuentra el tejido subcutáneo denominado hipodermis formado en su mayoría por tejido adiposo.

- Epidermis:

La Epidermis es la capa superficial y más delgada. Contiene varias células de grosor y una capa externa de células muertas, las cuales se eliminan y sustituyen constantemente por células denominadas stratum germinativum formadas en la capa basal celular. También contiene melanocitos o células pigmentarias[11].

El espesor de la epidermis es muy delgado, aunque existen zonas con diferente grosor. Hay ciertas zonas como la plantar (de manos y pies) que pueden medir 1,5 mm y el contorno de los ojos 0.04 mm. Ésta nos protege de las agresiones externas y mantiene un nivel adecuado de líquidos internos[12].

Consta de dos capas, la capa cornea y la capa de Malpighi[12]:
- La capa cornea: Esta capa contiene células muertas originadas en la capa de Malpighi que el organismo elimina de forma natural (en torno a 30.000 y 40.000 células de la epidermis), y elabora a su vez otras de forma constante.
- En la capa de Malpighi: En esta capa se encuentran unas células llamadas melanocitos que producen melanina, la cantidad de ésta depende de la raza, exposición al sol y coloración de piel, pelo e iris.

- Dermis

La dermis es la capa más profunda y más gruesa. Se encuentra cubierta por la epidermis, y en la dermis encontramos las glándulas sudoríparas, glándulas sebáceas, células adiposas y folículos pilosos. La interfase entre la dermis y epidermis es muy irregular y consiste en una sucesión de papilas, y cada papila contiene un lazo capilar de vasos sanguíneos o terminación nerviosa especializada[12].

Debemos mencionar que los vasos sanguíneos irrigan las diferentes células de la piel a través de los capilares, que las fibras de colágeno y elastina se encuentran en su capa más profunda manteniendo la piel tersa y elástica, y que las fibras nerviosas son aquellas responsables de las sensaciones cuando los receptores mandan al sistema nervioso la información percibida por los corpúsculos de Paccini, Ruffini, Meisner, y Krause[12].

- Hipodermis

La hipodermis es la capa adiposa y más profunda de la piel cubierta por la epidermis. Se compone de células grasas voluminosas, denominadas adipocitos que se distribuyen de diferente forma en la mujer y el hombre. En la mujer los adipocitos se encuentran en la zona glútea y muslos y en el hombre en la zona abdominal. En esta capa también nos encontramos con las glándulas sudoríparas y los folículos pilosos a los que se unen las glándulas sebáceas. Además de los vasos sanguíneos y linfáticos, ligamentos cutáneos, y lipocitos[11].

Es la reserva más importante del organismo gracias a la liberación y almacenamiento de ácidos grasos[12].

En cuanto a las principales funciones de la piel, podemos mencionar las siguientes:

- Protección.

Protege al organismo de factores externos como bacterias, sustancias químicas y temperatura (la cual veremos en siguiente apartado).

En cuanto al aspecto físico, los queratinocitos entrelazados resisten las invasiones microbianas en la superficie cutánea, la melanina protege contra la luz ultravioleta, y las células Langerhans epidérmicas envían señales al sistema inmunitario ante microbios invasores así como los macrófagos dérmicos que fagocitan bacterias y virus que logran atravesar la barrera de la piel[11].

- Regulación de la temperatura corporal.

La exposición a temperatura fría provoca la reacción de que los vasos sanguíneos de la dermis se contraigan, impidiendo de este modo que la sangre caliente entre a la piel, adquiriendo al temperatura del medio frío. Por lo que de este modo se conserva el calor evitando continuar enviado calor al cuerpo[11].

- Elaboración de Vitamina D.

Debido a la absorción de sustancias participa en la síntesis de vitamina D de forma activa[11].

- Prevención de la deshidratación.

Mantiene los fluidos corporales dentro del cuerpo previniendo la deshidratación. Por un lado los lípidos que liberan gránulos laminares actúan retrasando la evaporación del agua de la superficie, lo que previene la deshidratación, y por otro lado el sebo producido por las glándulas sebáceas previene la sequedad de la piel y pelos[12].

- Contiene los receptores de las sensaciones.

- Emuntorio.

Se trata de la eliminación de sustancias a través de la secreción sebácea y del sudor[11].

- Melanogena o de pigmentación.

Gracias a la presencia de melanocitos en la capa basal de la epidermis otorga diferentes tonalidades a la piel[11].

4 CICATRIZACIÓN

La fisiología de la cicatrización de la herida se ha descrito reiteradas veces en la bibliografía médica. Las descripciones más clásicas hablan de cuatro fases. Sin embargo, estas cuatro fases no constituyen episodios aislados, se entienden solapadas, dependientes e interconectadas. En estas fases se estimula el crecimiento, reparación y estimulación de los tejidos afectados, permitiendo el restablecimiento de la funcionalidad de los tejidos afectados. [13,14,15,16]. La auténtica complejidad de la cicatrización está cambiando con los conocimientos sobre las interacciones celulares y los mediadores inflamatorios. Las etapas de cicatrización de la herida son secuenciales y simultáneas[17].

4.1. FACTORES DE LA CICATRIZACIÓN

Se diferencian cuatro fases principales en la cicatrización de las heridas en general y de la herida quirúrgica en particular. Éstas son la inflamación (o reacción), coagulación, la proliferación (o regeneración/granulación) y la maduración (o remodelación de la herida).

- Fase inflamatoria o de reacción.

Se trata de la primera fase, comienza inmediatamente después de una lesión y dura 2-5 días. Después de sufrir un daño, los vasos sanguíneos de pequeño calibre se dilatan, y se vuelven más permeables y se trasvasa líquido seroso hacia el tejido dañado como consecuencia de la liberación de histamina y prostaglandinas. Llegado este momento, los espacios intersticiales reciben plasma y electrolitos que originan un edema. Éste transforma la lesión en una herida enrojecida, inflamada y dolorosa a la palpación. Podemos destacar por un lado los neutrófilos, los cuales alcanzan el lugar dañado después de unas 6 horas ayudando a evitar infecciones mediante la ingestión y la digestión de bacterias por fagocitosis. Por otro lado, los monocitos acceden a la herida al 4º día y se diferencian en macrófagos, los cuales digieren el tejido necrótico, eliminan los residuos e inhiben la proliferación de microorganismos, además de intervenir en la síntesis de colágeno.

Se trata de una respuesta de protección que intenta alejar los agentes de riesgo que existan alrededor o dentro del tejido afectado, ya que hasta que esto no suceda no se podrá proceder a la regeneración tisular[13,14,15,16,18,19].

- Fase de coagulación.

Es la segunda fase de la cicatrización, y comienza casi al mismo tiempo que la primera. Su objetivo es evitar la pérdida de sangre que haya podido ocasionar la creación de la lesión, a través de los coágulos que entre otras funciones como la interrupción de la salida anormal de sangre por una herida, también tiene efectos en la fase de inflamación y regeneración[13,14,15,16,18,19].

- Fase de proliferación o granulación.

Se trata de la tercera etapa de este proceso, y es la etapa intermedia entre la coagulación y maduración. Comienza entre 2º y 3º día después de la lesión hasta 14 días en función de la herida, extensión y cuidados entre otros factores. En esta fase comienza la reparación epitelial y la revascularización de la zona de la herida.

El tejido de granulación se forma por reconstrucción de la red capilar vascular y el tejido conjuntivo. Las fibras de colágeno incrementan la fuerza de tensión de la herida y confieren integridad a la misma. El tejido cicatrizal de la herida es muy frágil y vulnerable a nuevas lesiones[15,16,18,19].

- Fase de maduración o remodelación de la herida.

Se trata de la última fase del proceso de cicatrización en el que se organiza y forma el tejido normal para recuperar la funcionalidad del tejido dañado. La contracción de la herida comienza entre 14 y 21 días después del daño y puede extenderse hasta 2 años, es decir, desde que se consigue llegar a la fase proliferativa, hasta el final de la herida con cicatrización completa. A lo largo de esta etapa se reducen las dimensiones y el espesor de la cicatriz. La piel y las fascias de la herida curada tan sólo presentarán el 70-80% de la fuerza de tensión de una piel normal y el tejido cicatrizal posee un número más bajo de melanocitos, por lo que es más pálido que la piel normal[15,16,18,19].

En concreto, en una intervención quirúrgica, para poder proceder a la ruptura de la piel es importante conocer los mecanismos de curación de una herida ya que cuando se cortan los tejidos, inmediatamente actúa el sistema inmune para iniciar su reparación. Se reconocen 3 tipos de curación de heridas:

- Cicatrización por "primera intención".

Se trata de la forma más sencilla de cicatrización. La piel presenta un corte limpio debido a una incisión quirúrgica o una laceración traumática, y ha sido realizada de forma aséptica. La herida se puede cerrar con puntos de sutura o grapas quirúrgicas, lo que aproxima o acerca los bordes de la misma para que comience la cicatrización.

Su curación es rápida con una correcta función anatómica, sólida y estéticamente aceptable, debido a que no se ha producido ninguna pérdida de tejido[13,20].

- Cicatrización por "segunda intención".

Se produce en lesiones infectadas, por causa de un gran traumatismo o por la gran pérdida tisular causada, y por otros factores como son la infección, los cuales no permiten una buena aproximación de los bordes e impiden su sutura. Estas heridas que se pueden dejar abiertas, de manera que se pueden limpiar desde el fondo hacia la superficie, debido a que la cicatrización comienza desde el tejido de granulación del interior del lecho de la herida hacia los bordes, lo cual implica una curación más lenta e irregular[12,20].

- Cicatrización por "tercera intención".

Se trata de una combinación de los dos tipos anteriores. Se realiza cuando se pretende aislar una región infectada o tras un gran desbridamiento, cuando la sutura no se procede o se retrasa y ya ha crecido tejido de granulación, o cuando se ha suturado por primera intención pero la herida se complica debido a una infección o dehiscencia y tenemos que esperar a que el tejido de granulación haga su función para poder proceder al correcto cierre de la herida[13,20].

4.2. FACTORES QUE INFLUYEN EN LA CICATRIZACIÓN DE LA HERIDA QUIRÚRGICA

Junto al cuidado adecuado de la herida quirúrgica y una buena salud física, existen determinados factores que pueden favorecer o ralentizar la cicatrización de la herida. Algunos de los aspectos más importantes a tener en cuenta son los siguientes:

- Peso.

Tanto la obesidad, como la desnutrición son dos extremos que afectarán retrasando la cicatrización, e incluso originando cierto riesgo de complicaciones de la herida quirúrgica.

- Hipertensión arterial (HTA).

Si la presión arterial (PA) es > 140/90 mmHg se considera hipertensión arterial (HTA), lo que se hace necesario instaurar tratamiento farmacológico con un IECA, lo que afectará negativamente tanto el hecho del aumento de la tensión arterial como de su solución en la cicatrización de la herida quirúrgica[21].

- Infección.

Las heridas infectadas se caracterizan por un tejido friable, fácil sangrado y con cicatrización diferida.

- Diabetes.

Cuando existe hiperglucemia, es decir glucemia >200mg/dL o cuando la concentración de hemoglobina es <10g/dL la cicatrización se dificulta.

- Tabaquismo.

El tabaquismo es un factor predisponente y agravante para el proceso de cicatrización. Esto se debe a que el tabaco es un agente nocivo que favorece y acelera de manera importante las patologías del sistema circulatorio, produciendo aterosclerosis, generando radicales libres y precipitando las enfermedades de origen autoinmune. Por otro lado la nicotina del tabaco produce una vasoconstricción arterial, que favorece la isquemia periférica, y activa la agregación plaquetaria aumentando el tamaño de las placas ateromatosas y predisponiendo a la formación de trombos[22].

- Edad.
- Tratamientos farmacológicos.

Existen determinados fármacos que afectan a la reparación y curación de la herida quirúrgica, como pueden ser aquellos que reducen la respuesta inflamatoria, entre ellos cabe mencionar los esteroides y fármacos no esteroides usados como tratamiento de la artritis y para enfermedades respiratorias[17].

Esto es debido a que los antiinflamatorios reducen la epitelización y contracción de la herida del mismo modo que influye en la proliferación de fibroblastos y en la síntesis de colágeno. La administración de vitamina A puede invertir los procesos derivados de la utilización de esteroides[17].

Existen otros factores locales que tienen una influencia directa en la cicatrización, como a continuación podemos observar[23,24]:

- Factores locales:
  - Vascularización: Se trata de la alteración de la circulación sanguínea o una situación de anemia, lo que repercute sobre la cicatrización, dificultándola.
  - Distracción: Se trata de la presencia de colecciones hemáticas, seromas o cuerpos extraños que actúan impidiendo la unión con los bordes, lo que origina riesgo de infección.
  - Inervación: Esta piel pierde mecanismos de defensa, por lo que facilita la aparición de complicaciones, entre ellas, la infección.
  - Agentes corrosivos: Se debe al uso indiscriminado de antisépticos que dañan los tejidos, por lo que atrasa la cicatrización.
  - Tamaño de la herida: Tanto el tamaño de la herida quirúrgica como la forma que presente es importante para poder evaluar y abordar los cuidados necesarios.
  - Mala técnica: Comprende todas aquellas técnicas que no se han realizado adecuadamente (suturas, espacios muertos, etc.).

Existen parches que mejoran la cicatrización de las heridas, entre los cuales los más utilizados son los siguientes:

- Hansaplast®: Se trata de un parche reductor de cicatrices que se usa para heridas hipertróficas, tanto en heridas nuevas, así como en heridas que ya estén instauradas y no han conseguido cicatrizar[25].
- Trofolastin®: Se trata de un apósito de poliuretano que protege la herida frente al agua y los rayos de sol. Se suele utilizar en cicatrices

hipertróficas, de queloides, quemaduras y heridas quirúrgicas[26].
- Mepiform®: Se utiliza en cicatrices de queloides e hipertróficas. Es un parche adhesivo más fino que se adapta mejor a las zonas más rugosas o con más movilidad de la piel [27, 28].
- Aceite de rosa de mosqueta®: Se trata de uno de los productos más usados tanto para reparación e hidratación de la piel dañada por diferentes agentes. Es muy popular en embarazadas en su uso para atenuar y prevenir cicatrices quirúrgicas en el parto, o minimizar el trauma perineal entre otras aplicaciones[28].

5 COMPLICACIONES

Siempre que se rompe la integridad del tejido el paciente es más vulnerable y el proceso de cicatrización puede conllevar complicaciones[29]. Cuando hablamos de complicación de la herida quirúrgica viene referido a toda desviación del proceso normal de cicatrización o recuperación que se espera después de una intervención quirúrgica[30].

Pueden darse complicaciones como la dehiscencia, evisceración, hematoma, absceso, infección, celulitis o gangrena gaseosa[29,30]:

- Dehiscencia: ocurre de manera temprana, es la separación de los planos anatómicos previamente suturados de una herida.

- Evisceración: cuando la separación de los planos es completa y hay exposición de vísceras. Tiene el 20% de mortalidad cuando ocurre y se presenta en el 1% de las cirugías de abdomen.

- Hematoma: Es la acumulación de sangre coagulada proveniente de traumatismos, hemostasia deficiente y trastornos de coagulación. Complicación inicial de la herida, en las primeras 24horas tras la intervención quirúrgica.

- Absceso: Es una colección circunscrita de pus, debido a traumatismos o agresión bacteriana.

- Celulitis: Es una infección invasiva del tejido celular subcutáneo, conocida también como flemón y producida comúnmente por estreptococos observándose edema y todos los signos claros de infección.

- Hernia incisional: se trata de una complicación tardía y está relacionada con la técnica quirúrgica utilizada, como con los materiales usados para cerrar la herida.

- Gangrena gaseosa: Invade principalmente los músculos causando toxemia intensa con formación de gas y crepitación.

Toda herida quirúrgica es susceptible de infectarse, la infección de la herida quirúrgica es una de las complicaciones más frecuentes, la veremos más detenidamente en el apartado 5.1.

5.1 INFECCIÓN DEL SITIO QUIRÚRGICO

Toda cirugía que conlleva un corte o incisión en la piel tiene riesgo de infección de la herida[31], la mayoría de las infecciones se produce durante el acto quirúrgico, aunque también se pueden producir en el postquirúrgico[32]. Está ocasionada por diversos factores, aunque lo más común es la infección por el Staphylococcus aureus[32].

Suele iniciarse a los pocos días de la intervención entre los primeros 30 días tras la incisión, aparecen en forma de eritema, dolor locales, inflamación, eritema y calor local[32]; también puede conllevar drenaje purulento, con o sin confirmación microbiológica por la incisión superficial y aislamiento del microorganismo en un fluido o tejido[25]. Si aparecen fiebre y linfangitis, indican una extensión de la infección[32].

Se define herida infectada aquella herida en la que hay establecimiento y crecimiento de microorganismos en los tejidos del huésped suficientes para superar las defensas tisulares y lesionar el tejido o alterar su curación[31].

Una infección local sin control puede llevarnos a situaciones mucho más graves y complejas como la infección loco-regional (osteomielitis), regional (celulitis), o una infección generalizada (sepsis), la cual en algunas ocasiones puede llevar al paciente hasta la muerte[31].

La infección postquirúrgica de las heridas es difícil de eliminar en su totalidad pero si se toman medidas adecuadas para su identificación y control podemos reducirlas en cierta medida. Es muy importante tener en cuenta los principios de bioseguridad durante la cirugía, para evitar contaminación y contagios personal sanitario - paciente. Otro de los factores más importantes es la educación del paciente y familiares para los cuidados de la herida postoperatoria, pudiendo evitar de este modo posibles infecciones debidas a la manipulación directa de la herida[31].

5.2. CAUSAS DE LA INFECCIÓN

La causa principal de las infecciones del sitio quirúrgico es la flora endógena de la piel o la flora de las mucosas o vísceras huecas del paciente, según el tipo de cirugía; la flora exógena, ambiente quirúrgico, instrumentos y personal sanitario, también puede ser causa de la infección[6].

El principal factor de riesgo es el grado de contaminación durante el procedimiento que depende de la duración de la operación y del estado general del paciente, así como de la penetración en el tracto digestivo, urinario o respiratorio. Otros factores son la calidad de la técnica quirúrgica, la presencia de cuerpos extraños, incluso tubos de drenaje, la virulencia de los microorganismos, la infección concomitante en otros sitios, la práctica de afeitar al paciente antes de la operación y la experiencia del equipo quirúrgico[6].

El riesgo de infección del sitio quirúrgico está directamente relacionado con la cantidad de bacterias contaminantes, con la agresividad del germen y el estado de las defensas del paciente[6].

Contamos con diferentes factores que ayudan en la génesis de las infecciones de la herida quirúrgica, los dividimos en dos grupos, factores intrínsecos y los extrínsecos[6]:

- Factores intrínsecos o propios del paciente:
  – Edad del paciente: en prematuros el sistema inmunitario es inmaduro y en edades muy avanzadas está retardado.
  – Patologías y condiciones asociadas:
    o Diabetes Mellitus: glucemias mal controladas, interfieren en las fases de la respuesta inflamatoria. El paciente diabético con neuropatía y arterioesclerosis tiene predisposición a la isquemia tisular, al traumatismo de repetición y a la infección.
    o Obesidad: disminuye el flujo sanguíneo y aumenta el tamaño de la herida, dando lugar a una cirugía más dificultosa y aumentando el riesgo de infección.
    o Tabaquismo: la nicotina entorpece el proceso de cicatrización, favoreciendo el desarrollo de infección del sitio quirúrgico.
    o Consumo de esteroides: impide la cicatrización y las heridas persisten abiertas con escaso tejido de granulación.
    o Malnutrición: carencias de calorías, proteínas, vitaminas y minerales retrasa o incluso inhibe la cicatrización.
    o Recepción de productos sanguíneos: el hecho de transfundir previamente sangre total o algunos de sus componentes favorecería las infecciones del sitio quirúrgico, pero esto no se ha comprobado.
- Factores extrínsecos o ambientales: relacionados con la sala en la que se encuentra el paciente, influidos por parámetros como la temperatura o la humedad, como de la propia técnica quirúrgica y los cuidados de la zona operatoria antes, durante y después de la intervención.

6 CURAS

Una vez explicado y entendido lo que es una herida quirúrgica, como cicatriza, los factores que influyen y vamos a centrarnos en lo que se basa este libro, lo que más dudas conlleva a la hora de manejar una herida quirúrgica y más nos interesa como enfermeros, los cuidados enfermeros y procedimiento de la cura para una evolución satisfactoria de la herida quirúrgica.

La enfermería juega un papel crucial en la exitosa evolución de las heridas quirúrgicas. El cuidado se fundamenta en la relación individualizada terapéutica con la persona enferma, tratando al paciente y verlo según el modelo biopsicosocial y no solo tratar la herida, individualizando las curas y el trato a los mismos creando un ambiente íntimo y de confianza para que puedan resolver sus dudas e inquietudes que les pueden provocar ansiedad e inquietud llegando a retrasar el proceso de curación.

La prestación de servicios por parte de las enfermeras es de un tipo de cuidados basados en una visión del individuo dotado de necesidades y respuestas humanas, siendo éstas el centro de atención en la práctica profesional de enfermería, por lo tanto, para prestar cuidados de enfermería de calidad se precisa conocimientos y habilidades requiriendo una preparación de los profesionales que lo van a desarrollar[33].

Para llevar a cabo el procedimiento de la cura en primer lugar describiremos el material que necesitamos o mejor dicho del que disponemos en el mercado para elegir cual usar en los diferentes tipos de heridas, dependiendo de su origen, lugar del cuerpo, extensión, profundidad y su evolución.

6.1 MATERIAL NECESARIO

El material necesario lo vamos a clasificarlos en tres grupos, material de limpieza, antisépticos y apósitos. Para una mayor información sobre el material necesario para la cura de la herida quirúrgica *(Véase Anexo 1)*.

- Material de limpieza

La limpieza de la herida es uno de los puntos más importantes para que la herida tenga una buena evolución, consiste en el uso de fluidos o soluciones toxicas para el tejido para eliminar microorganismos y todo tipo de elementos que dificulten su evolución, como cuerpos extraños, desechos metabólicos, detritus o tejido necrótico[34] que crean ambiente favorable para el crecimiento de los microorganismos por lo que se recomienda limpiar la herida al principio del tratamiento y en cada cura[32,35] para ello contamos con la *solución salina* o *suero fisiológico (0,9%)*, *Prontosan* (Agua purificada) o con *agua con jabón líquido*[36,37]. Lo ideal es utilizar prontosan o solución salina/suero fisiológico (0,9%) debido a que es una solución isotónica y no interfiere con el proceso de cicatrización normal, no daña los tejidos, no causa sensibilidad o alergias y no altera la flora de la piel, lo que podría permitir el crecimiento de microorganismos más virulentos. También podría ser utilizada agua corriente potable por ser eficaz y efectiva en función de los costos, a la vez que accesible. Lo ideal es utilizar la solución salina isotónica a temperatura de 30-35ºC puesto que el frío enlentece la cicatrización de la herida. Se recomienda no irrigar a presiones elevadas ni limpiar por arrastre para evitar lesionar el incipiente tejido de granulación[4,35].

- Antisépticos.

Los Antisépticos son un producto químico que se aplica sobre los tejidos vivos con la finalidad de eliminar los microorganismos patógenos o inactivarlos. No tienen actividad selectiva ya que eliminan todo tipo de gérmenes. En España los más utilizados son[6]:

- Agua oxigenada (peróxido de hidrógeno): hay pocas evidencias y algunas son contradictorias entre sí sobre su acción bactericida. Su efecto en las heridas estaría más relacionado con su efervescencia con posibilidad de actuación a dos niveles: efecto desbridante de tejido necrótico por acción mecánica y el aporte de oxígeno en heridas anaerobias. Por su acción oxidante, es desodorizante (elimina malos olores).

- Alcohol (70%): es bactericida. Muy utilizado como antiséptico cutáneo (desnaturaliza las proteínas de los microorganismos) previo a las inyecciones o extracciones sanguíneas. No debe utilizarse en las heridas por su efecto irritativo y porque puede formar un coágulo que protege las bacterias supervivientes. Se inactiva frente a materia orgánica.

- Clorhexidina (gluconato): es bactericida de amplio espectro y fungicida. Su estabilidad es buena a temperatura ambiente y a un pH comprendido entre 5 y 8, pero muy inestable en solución. Necesita ser protegida de la luz. Con el calor se descompone en cloroanilina. No es irritante y como su absorción es nula, carece de reacciones sistémicas. Su actividad puede verse interferida por la presencia de materia orgánica. Se puede utilizar en embarazadas, neonatos (cordón umbilical) y lactantes.

- Povidona yodada: es bactericida de potencia intermedia y fungicida. Se inactiva en contacto con materia orgánica (esfacelos, sangre, tejido necrótico, exudado, pus) y precipita en presencia de proteínas. Es irritante y alergénica y puede retrasar la formación de la cicatriz en heridas, sobre todo si se usa de manera continuada. Es citotóxica a concentraciones superiores al 10%. En uso sistemático se ha descrito disfunción renal y tiroidea por su absorción sistémica de yodo.

Contamos con algunas recomendaciones acerca de los antisépticos que nos podrían servir de ayuda a la hora de valorar cual es el más apropiado y cómo utilizarlo de manera efectiva.

- Antes de utilizar un antiséptico en un paciente determinado, es necesario asegurarse que no es alérgico al mismo, si lo fuera, debe utilizarse un antiséptico alternativo. La piel debe limpiarse y secarse antes de aplicar la solución antiséptica[6].
- Es necesario elegir el antiséptico adecuado para cada situación, dejándolo actuar el tiempo necesario, evitando de esta manera reacciones tóxicas o favorecer la aparición de resistencias[6].
- Cuando haya que aplicar los antisépticos sobre grandes superficies, es preciso considerar su grado de absorción cutánea, dado que puede ocasionar toxicidad sistémica[6].
- En heridas abiertas se aconseja su uso hasta que vemos tejido de granulación. No deben usarse si existe tejido de granulación, antes de utilizar un antiséptico las placas de tejido desvitalizado duro (escaras) hay que eliminarlas[35].
- Hay que recordar que sobre una herida infectada los antisépticos no tienen acción curativa ya que su penetración es muy superficial, sin embargo, en las lesiones infectadas o con importantes cargas bacterianas se ha observado un importante retraso en el proceso de cicatrización, por lo tanto, el disminuir las colonizaciones y/o infecciones de las heridas no son incompatibles con la aplicación de antisépticos en las zonas lesionadas además de la zona perilesional. En el caso de las heridas crónicas no hay que aplicar antisépticos de manera sistemática en la piel perilesional[35].
- Las evidencias sugieren que se han de seleccionar antisépticos que sean activos frente a la materia orgánica y que presenten pocas

contraindicaciones. El gluconato de clorhexidina al 0.05-1 % es el antiséptico que cumple mejor estos criterios[35].

– En las úlceras crónicas se recomienda no irrigar con productos limpiadores o agentes antisépticos, como por ejemplo: povidona yodada, yodoforos, soluciones de hipoclorito sódico, peróxido de hidrogeno y ácido acético. Todos ellos de reconocida toxicidad y agresividad con los granulocitos, monocitos, fibroblastos, tejido de granulación, y en algunos casos por su toxicidad sistémica en pacientes sometidos a tratamientos prolongados[35].

– Por último, se recomienda no emplear antisépticos colorantes (mercurocromo 10%, azul de metileno, violeta de genciana) porque pueden enmascarar el aspecto de la herida, dificultando la valoración de la misma[6].

- Apósitos

En cuanto al uso de los Apósitos si se debe o no cubrir la herida quirúrgica, la literatura disponible sobre el tema es escasa, pero hay consenso en que la herida se debe mantener cubierta durante las primeras 24-48 horas, porque en ese lapso de tiempo se produce la neoangiogénesis propia del proceso de cicatrización; por lo tanto, se justifica mantener la herida cubierta y evitar que se manipule, a menos que los apósitos estén mojados con exudado y haya que cambiarlos[29,35].

Los apósitos se pueden clasificar según su localización y su complejidad. Según su localización se dividen en primario el que va en contacto directo con la herida y secundario el que va sobre el primario para proteger y sostener; según su complejidad se dividen en pasivos, activos y mixtos[38].

–Pasivos: *Gasas y apósito tradicional*[38].
–Activos[38]:

o Tull o mallas de contacto: constituidos por gasa tejida o prensada de malla ancha, uniforme y porosa embebida en petrolato, no se adhiere, protege el tejido de granulación y es adaptable.

o Apósitos transparentes: protegen el tejido de granulación y desbridan el tejido necrótico.

o Espumas hidrofílicas o hidrocelulares: son de poliuretano de alta tecnología, adherente y permeable a los gases, altamente absorbente; útiles en la protección del tejido de granulación y epitelización, se pueden usar en heridas infectadas, estos apósitos manejan bien el exudado de moderado a abundante; los hidrocelulares están diseñados para combinar los efectos beneficiosos de su aplicación que son la absorción y sujeción, siempre mantienen su estructura trilaminar, formada por tres capas: una en contacto con la lesión, otra intermedia hidrocelular suave y altamente absorbente, y la exterior que actúa de barrera bacteriana e impermeable a fluidos.[38] Tienen todas las propiedades idóneas para el crecimiento epitelial pero se deben asociar a los alginatos ya que la capacidad de absorción es baja.

- o Hidrocoloides: crean las condiciones óptimas para crear el ambiente húmedo ideal para favorecer el crecimiento epitelial. Se indican para heridas poco exudativas ya que no manejan bien el exudado abundante, ni se deben usar en caso de infección por ser altamente oclusivos, en condiciones clínicas normales producen una interfase gelatinosa de mal olor al estar en contacto con la herida que no debe confundirse con infección.[38]

- o Hidrogel: el cual se presenta en un gel amorfo o láminas, compuesto de polímeros espesantes y humectantes más agua y absorbentes, útil para desbridamiento autolítico porque crea la temperatura y humedad ideal para el crecimiento epitelial.[38]

- o Alginatos: son polisacáridos naturales derivados de algas marinas, tienen gran capacidad absorbente, crean un medio húmedo y cálido favoreciendo la cicatrización, indicados en heridas con abundante exudado.[38]

- o Apósitos de plata: formados de plata, la cual se conoce como un efectivo antimicrobiano, reduce el riesgo de colonización y actúa eliminando los microorganismos que causan la infección o retrasan el proceso de cicatrización. Los antimicrobianos locales están indicados ante la sospecha clínica de *infección local*. Los preparados con plata son tópicos útiles por su amplio espectro antibacteriano, antifúngico y antiviral y por no tener efectos dañinos sobre la cicatrización. La infección de las heridas y por consiguiente un retraso de la cicatrización, plantean importantes retos al personal de salud para decidir las opciones terapéuticas idóneas ya que la intervención precoz es vital[38].

- o *Hidropoliméricos*: se compone de una espuma que acolcha y protege, pero no tiene capacidad de absorción[38].

- Mixtos: Son los apósitos que tienen mezclados diferentes productos citados anteriormente[38].

Existen una serie de recomendaciones generales que se pueden aplicar con respecto a los apósitos[6]:

- Las heridas cerradas se deben cubrir con un apósito seco y estéril, con el objetivo de absorber los fluidos, evitar la contaminación con fuentes exógenas y proteger las heridas de las agresiones externas.

- Los apósitos formados por varias capas de gasas son usados directamente sobre la herida, siendo su fin proteger la lesión y absorber el exudado. En ocasiones el grosor del apósito incomoda al paciente, de la misma manera que al aplicarse directamente sobre la herida pueden levantar el lecho de ésta al retirarlo.

- Actualmente se cuenta con una gran variedad de apósitos formados por varias capas de manera que un solo apósito realiza varias funciones: desbrida la herida, la protege y permite la absorción del exudado, permitiendo además un mayor distanciamiento entre una cura y la siguiente.

- En definitiva, el tipo de apósito a aplicar depende del tipo de herida, de la presencia o ausencia de infección o residuos, la cantidad de exudado, el coste y la comodidad del paciente.

6.2 CLASIFICACIÓN DE LAS CURAS

Las curas las podemos dividir en dos grandes grupos, curas en ambiente seco o húmedo y curas oclusivas o semioclusivas, respectivamente[39]:

- Curas en ambiente seco o húmedo. Para una mayor información sobre la clasificación de las curas en ambiente seco o ambiente húmedo *(Véase Anexo 2)*.

El Ambiente seco disminuye la temperatura, existe dificultad para la migración de células epidérmicas, las células sanas se secan y mueren impidiendo la proliferación y al quitar las costras secas también se traen el tejido nuevo.

Respecto al Ambiente húmedo, éste crea la temperatura y la humedad ideal para el crecimiento de células nuevas, no crean costra seca por lo que no se eliminan células sanas al retirarlas. Esto se consigue utilizando algún tipo de gel/hidrogel y apósito oclusivo que favorezcan las características fisiológicas.

- Curas oclusivas o semioclusivas. Para una mayor información sobre la clasificación de las curas oclusivas o semioclusivas *(Véase Anexo 3)*.

Las Oclusivas son impermeables al oxigeno por lo que se crea el proceso conocido como angiogénesis (Es la formación de vasos sanguíneos nuevos. Consiste en la migración, crecimiento y diferenciación de células endoteliales, las cuales recubren las paredes internas de los vasos sanguíneos).

Respecto a las Semioclusivas, éstas dejan pasar el oxígeno dándose también angiogénesis.

6.3. TÉCNICA QUIRÚRGICA

Mención especial dentro de las complicaciones tiene el quirófano y la técnica quirúrgica ya que muchas infecciones son contraídas en la misma y debe hacerse la técnica de manera segura[40].

Para disminuir el riesgo de infección de la herida quirúrgica se debe respetar el manejo adecuado del quirófano entendido como habitáculo, el manejo de materiales y procedimientos[40].

En cuanto al habitáculo, las paredes, pisos y techos deben ser lavables, sin ventanas o si las hay selladas. La ventilación ideal es la de filtros de alta eficacia (que disminuyan el paso de bacterias y hongos), como alternativa el aire acondicionado siempre que siga las instrucciones estrictas de limpieza como lo indica el fabricante. La limpieza del quirófano es fundamental en la prevención de infecciones de la herida quirúrgica previniendo que los gérmenes en contacto con las superficies lleguen al campo quirúrgico. La higiene del quirófano debe estar normatizada y el tránsito de ropa y residuos debe tener un recaudo adecuado y conocido por todos. Posteriormente a cada cirugía deberán fregarse todas las superficies con un trapo humedecido en detergente para eliminar sustancias y restos orgánicos, enjuagarse y después desinfectar las superficies con hipoclorito de 100 p.p.m. para eliminar gérmenes que pudieran haber quedado, evitando siempre métodos de limpieza en seco como plumeros o escobillones que movilizan el polvo. Poner énfasis en mesas, camillas, cialítica (parte superior) y mesa de instrumentadora. Los quirófanos no deben ser cerrados luego de una cirugía sucia. Una limpieza profunda con técnica adecuada de todas las superficies es suficiente para considerar apto al quirófano para una nueva cirugía[40].

Las normas de tránsito del personal y pacientes dentro del quirófano deben ser conocidas por todos. El acceso al quirófano debe estar restringido al mínimo de personas durante el acto quirúrgico. Deben estar establecidas claramente las áreas libre, semirrestringida y restringida circulación[40].

Debe tenerse muy en cuenta, en el área de transferencia de pacientes, el cambio de los mismos a la camilla del quirófano no utilizar la misma camilla que va a la habitación del paciente, adecuado a excepciones (transplantados y pacientes cardiovasculares graves)[40].

En cuanto al manejo de materiales, el lavado adecuado de manos previo a cada cirugía es uno de los pilares más importantes. Al finalizar el acto quirúrgico y dejar el quirófano deben sacarse los guantes, camisolín, barbijo y botas en el caso de estar húmedos o mojados ya que se considera material contaminado. La ropa de quirófano debe utilizarse exclusivamente para ese lugar y no circular con ella fuera del quirófano. Deben seguirse al pie de la letra las recomendaciones para el manejo de ropa, guantes y material de cirugía[40].

En cuanto a procedimientos, el equipo quirúrgico debe manejar los tejidos evitando el sangrado excesivo, eliminando los tejidos desvitalizados, minimizando el daño de los mismos, extrayendo cuerpos extraños y realizando la cirugía en el menor tiempo posible[40].

6.4. DESBRIDAMIENTO

Las heridas quirúrgicas que se infectan suelen ser desbridadas, ya que la extracción de este tejido necrótico o infectado acelerará la cicatrización de la herida[41].

El desbridamiento es el proceso de eliminación del tejido muerto o lesionado y desechos de una herida[5,41]. El desbridamiento de las heridas incluye cualquier método para extraer el tejido infectado o contaminado, los desechos celulares o el material fibroso, muerto y desvitalizado (a menudo clasificado como escara o esfacelo) para limpiar la base de la herida[41]. La presencia de este tejido retrasa la curación y predispone a la infección, por lo que el desbridamiento es esencial para facilitar la curación[5] proporcionando las bases para la posterior cicatrización de las heridas[41]. La necesidad de desbridamiento viene inducida por la historia de la lesión o el aspecto clínico de la herida[5].

Hay diferentes tipos de desbridamiento.

- Desbridamiento quirúrgico o cortante

El desbridamiento quirúrgico se realiza mediante la escisión agresiva de todo el tejido desvitalizado[41] mediante técnicas quirúrgicas implicando el uso de instrumental estéril como bisturí, pinzas, tijeras y demás elementos que permiten quitar el tejido desvitalizado. Este tipo de desbridamiento está indicado cuando existe la necesidad urgente de desbridar por evidencia de celulitis progresiva o sepsis[5]. Este procedimiento se puede realizar en un ámbito hospitalario o extrahospitalario[41].

- Desbridamiento biológico

Consiste en la aplicación de larvas estériles (gusanos) en una herida con escaras. Estas larvas producen enzimas proteolíticas potentes que destruyen el tejido muerto al licuarlo e ingerirlo. El tejido sano en la base de la herida no se daña y, a pesar de las consideraciones estéticas, las larvas se utilizan cada vez más para el desbridamiento de la herida[41].

- Desbridamiento autolítico

Consiste en el uso de apósitos sintéticos, como los apósitos de gasa húmeda con SSF al 0.9%, para favorecer la humedad de las heridas mediante la autodigestión del tejido desvitalizado por las enzimas presentes en los fluidos de la herida[5,41].

- Desbridamiento mecánico

Los métodos mecánicos de desbridamiento son no selectivos y pueden dañar el tejido sano. Estos métodos incluyen:

– Desbridamiento húmedo a seco

Consiste en el uso de apósitos húmedos - secos, como la gasa impregnada en solución salina, los cuales se aplican directamente sobre las heridas y se dejan secar, para retirarlos posteriormente. Es un procedimiento traumático en el cual se elimina tejido viable y no viable, afectando el tejido epitelial y de granulación[5].

– Desbridamiento de limpieza de la herida

Consiste en la irrigación de la herida con un flujo continuo o intermitente de líquido a alta presión consiguiendo así extraer el tejido desvitalizado y las bacterias de la herida. Los sistemas de limpieza de heridas más modernos utilizan solución salina a presión entre 12 800 y 15 000 lpc, administrada por medio de una boquilla[41].

– Desbridamiento con hidromasaje

Consiste en la sumersión de la persona afectada en un baño de hidromasaje, donde la acción enérgica del agua y su efecto de hidratación arrastran las bacterias superficiales y el tejido desvitalizado y permite que se desprendan con el lavado. Se utiliza para heridas grandes en el tronco o extremidades[41].

- Desbridamiento químico

Consiste en el uso de agentes químicos, como los hipocloritos, peróxido de hidrógeno y yodo, para promover el desbridamiento de heridas. El uso de agentes químicos aún es un área polémica, en la cual cualquier beneficio debe ser equilibrado contra cualquier efecto perjudicial en el proceso de cicatrización[41].

- Desbridamiento enzimático

Consiste en la utilización de enzimas que inician un proceso de limpieza de las heridas. Las enzimas como la colagenasa aplicadas sobre los tejidos desvitalizados de la superficie de la herida favorecen la limpieza de la misma y crecimiento del tejido de granulación, acelerando el proceso de cicatrización[5FINAL]. Existen desventajas como el requerimiento de cambios frecuentes de apósito y una tasa lenta de desbridamiento[41].

En cuanto al protocolo/ procedimiento para la realización de la cura[4,42], nos encontramos con:

- Preparación del paciente

    – Comprobar la identidad.
    – Proporcionar un ambiente íntimo.
    – Informar y explicar el procedimiento a realizar al paciente.
    – Colocar al paciente en una posición adecuada y lo más cómodo posible, solicitando su colaboración cuando proceda.
    – Preguntar por alergia a la povidona yodada y algún otro producto para evitar complicaciones.

- Descripción del procedimiento.

    – Preparar el material necesario.

- Realizar lavado las manos con agua y jabón y desinfectar con solución hidroalcohólica.
- Descubrir sólo la zona necesaria para la cura.
- Colocar el empapador en la mejor localización para proteger la cama.
- Colocar guantes limpios (no estériles).
- Retirar el apósito que cubre la herida sin tocarla. Si está pegado, humedecerlo con SF 0,9%.
- Evitar tirar del apósito ya que podría afectar a la sutura o al tejido de cicatrización.
- Retirar el apósito doblando sobre sí mismo para no contaminar y desechar junto con los guantes no estériles en la bolsa de basura.
- Examinar y valorar la herida (color, dolor, inflamación, exudado).
- Abrir el equipo de curas estéril.
- Abrir dos paquetes de gasas estériles y humedecer con SF las necesarias. Del mismo modo dejar preparadas otras impregnadas en povidona yodada o clorhexidina 2%.
- Colocarse guantes estériles.
- Realizar el lavado de la herida con técnica estéril utilizando jeringa de 20 cc con aguja de 0,8 mm (21G) para irrigar con SF 0.9% de forma lenta y con flujo continuo desde el sitio más limpio al más contaminado.
- Repetir la limpieza hasta que se eliminen los restos/exudado.
- Secar a toques, sin arrastrar, los bordes de la herida con gasas estériles desde el sitio más limpio al más contaminado.
- Pincelar con clorhexidina 2% que dejaremos secar 15-30 segundos antes de cubrir la herida con el apósito estéril.
- En el caso de usar algún tipo de gel o hidrogel se aplicaría tras la limpieza de la herida.
- Si hay exudado colocar una capa de gasas dobladas sobre sí mismas encima de la herida y luego el apósito estéril.
- Separar y desechar los desechos, material utilizado y guantes estériles en la bolsa de basura.
- Realizar lavado las manos con agua y jabón y desinfectar con solución hidroalcohólica.
- En el caso de utilizar carro de curas, sacar el carro de la habitación para su limpieza, desinfección y reposición. De igual manera, no olvidar dejar la bandeja para su limpieza y desinfección.
- Informar al paciente y/o familiar de la evolución de la herida y recomendar la posible movilización según cada caso.
- Informar al médico responsable de la evolución de la herida, si no ha sido valorada previamente.

— Registrar los cuidados realizados.

- Puntos importantes[42]:

  - Durante la cura de la herida debe hacerse una evaluación de la incisión quirúrgica observando las etapas de la cicatrización para el cuidado de la misma.
  - En pacientes postquirúrgicos la curación de la herida debe hacerse después de 48 horas de la cirugía.
  - Disminuir la tensión y ansiedad del paciente explicándole que las suturas ejercen firmeza suficiente para impedir que su herida se le abra cuando tose o respira en forma profunda para que colabore en su movilización y fisioterapia pulmonar necesaria para evitar otro tipo de infecciones.
  - Es muy importante que el enfermero registre en la hoja de observaciones cualquier dato de infección que observe sobre el aspecto y características de la herida e informar al médico y al Comité de Control de Infecciones Nosocomiales para su tratamiento oportuno.
  - Al menor indicio de infección tomar un cultivo de la secreción de herida.
  - Para los pacientes que presentan sensibilidad a la yodopovidona se recomienda utilizar clorhexidina para realizar asepsia.

7 CUIDADOS

Cuidados de enfermería implica ayudar de forma programada al paciente, considerándolo como un todo dentro de su medio ambiente, fomentar la salud, prevenir la enfermedad, recuperar la salud y reinsertarlo en la sociedad. El aspecto interdisciplinar también es importante para una exitosa curación de la herida[43].

Enfermería es la ciencia del arte de cuidar la salud y el bienestar de las personas. Basando los cuidados en las necesidades y respuestas humanas del individuo y/o grupo. Las enfermeras como proveedoras de cuidados deben satisfacer las necesidades de salud de los individuos con una doble responsabilidad, no sólo la de prestar cuidados, sino que estos sean de calidad[44].

Enfermería es una profesión en la que palabras como *operación, herida, dolor* e *infección* forman parte de nuestro día a día. Que una persona se someta a una operación es algo cotidiano en un hospital o incluso en centros de salud. Lo que significa que también es muy común que veamos heridas quirúrgicas casi a diario en nuestra labor como enfermeros. Y como cualquier otra herida, el riesgo de infección o el dolor (en mayor o en menor medida) son inevitables. Por lo tanto, es importante que el personal de enfermería esté familiarizado con el manejo de la heridas quirúrgicas, cómo se curan, su evolución, los problemas que podrán surgir o aprender a reducir el dolor en los pacientes[43].

7.1 ESTANDARIZACIÓN

La enfermería es una profesión relativamente joven aun así en la última década la enfermería española ha tenido una serie de cambios importantes haciéndola una de las profesiones con mayor desarrollo profesional [44,45].

Las nuevas tendencias asistenciales como el progresivo envejecimiento de la población, los cambios en los estilos de vida, la aparición de nuevas patologías, el aumento de enfermedades crónicas, la existencia de grupos de riesgo más vulnerables a patologías concretas, la potenciación de la continuidad de los cuidados post-hospitalarios, bolsas marginales con accesibilidad mínima y con importantes carencias en salud, etc., hace que la demanda de servicios sanitarios y concretamente de cuidados de enfermería sea cada vez mayor[44].

El proceso enfermero (PAE) es un proceso cíclico que consta de una serie de partes, valoración, diagnostico, planificación y evaluación. Describiendo como las enfermeras organizan el cuidado de las personas, familias, grupos o comunidades[45].

El profesional de enfermería usa constantemente el juicio clínico para dar sentido a los datos de la valoración enfermera siendo la base de las intervenciones enfermeras con la finalidad de conseguir resultados positivos para la salud. Este juicio clínico que se realiza se basa en la respuesta de una persona, familia o comunidad a procesos vitales, problema de salud reales o potenciales siendo la base de la terapia para conseguir satisfactoriamente el logro de objetivos que la enfermera ha marcado y de los que es responsable actuando de manera independiente; este juicio clínico que la enfermera realiza es un diagnostico enfermero, interpretaciones procedentes de los datos de la valoración, previamente realizada, que sirven de guía en la planificación, implementación y evaluación[45].

El proceso de atención de Enfermería, los diagnósticos enfermeros así como su utilización, son el pilar del desarrollo de la enfermería profesional y son la base para el trabajo profesional, independientemente del entorno en el que se realice. Se hace necesario el establecimiento de un modelo de enfermería basado en el proceso enfermero, que de forma filosófica específica guíe y conduzca la práctica de la enfermería[45].

Un Plan de cuidados estandarizados (PCE) o Mapa de cuidados enfermeros, es una lista de diagnósticos de enfermería para un grupo de pacientes con el fin de facilitar el proceso de atención de enfermería (PAE)[45,46].

El plan de cuidados estandarizado es el resultado de un trabajo fundamentado científicamente, en el que se definen las respuestas de una persona, familia o grupo tipo, a una situación de salud y en el que se especifica la responsabilidad y actuación de enfermería para cada una de esas situaciones[45], puede decirse que es un método ordenado y sistemático de resolución de problemas a una situación en la que interviene enfermería, para adaptarlos a un paciente en particular (individualización). Además deben cumplir una serie de requisitos que nos permitan: diseñar la calidad de prestación de servicios, explicitar normas de actuación, ayudar en la toma de decisiones disminuyendo las incertidumbres y fijar indicadores para evaluar la calidad de la atención prestada estableciendo estándares de proceso y objetivos de resultados a alcanzar por el usuario[46].

Los planes de cuidados estandarizados son una fase más del proceso de normalización/protocolización de los cuidados e intervenciones de enfermería, representando un escalón más avanzado en el diseño de guías que facilitan el trabajo a las enfermeras y les da orientaciones necesarias. También podemos entenderlos como documentos y registros permanentes de cada centro asistencial, representativos de los cuidados que son responsabilidad de la enfermera[46].

Además, utiliza un lenguaje común a toda la enfermería (NANDA, NIC, NOC). Un PCE es además un instrumento de gestión, ya que identifica situaciones en las que intervienen enfermeras, de forma autónoma o como parte de un equipo, y determina las actividades que realizan para conseguir unos resultados en salud, ayudando a crear una base de conocimiento científico en el que se basa la teoría y la práctica enfermera, lo cual se logra mediante la generación y validación de conocimientos que promueva mejores resultados en la práctica[45].

Una Guía de Planes de Cuidados Estandarizados es una referencia general y los profesionales de enfermería tenemos la "obligación" de ofrecer una atención integral al paciente / ciudadano..., es decir, debemos tener la capacidad profesional suficiente para detectar cualquier problema que presente el paciente o individuo, independientemente de que figure o no entre los incluidos en la Guía.

Por último con el desarrollo de este Libro de Planes de Cuidados Estandarizados pretendemos dar respuesta a las inquietudes generadas por un grupo de enfermeras conocedoras de la metodología de los cuidados enfermeros a la vez que crear un documento que pueda servir de referente a las enfermeras que desarrollan su labor profesional.

7.2. DIAGNÓSTICOS ENFERMEROS

Respecto a los diagnósticos enfermeros más usuales en las heridas quirúrgicas, podemos referirnos a los siguientes[47,48,49].

- DIAGNOSTICO NANDA: **Riesgo de infección** (00004) r / c Herida Quirúrgica.

    - NOC
        - Control del riesgo (1902): de infección.
            - Reconoce factores de riesgo.
            - Desarrolla estrategias de control del riesgo efectivas.
        - Detección del riesgo (1908): de infección.
            - Reconoce los signos y síntomas que indican riesgos.

    - NIC
        - Protección contra infecciones (6550)

- Enseñar al paciente a tomar antibióticos tal como se ha prescrito.
- Instruir al paciente y familia acerca de los signos y síntomas de infección
- Mantener las normas de asepsia para el paciente de riesgo.
- Observar los signos y síntomas de infección sistémica y localizada.
- Proporcionar los cuidados adecuados a la piel en zonas edematosas.
  - Control de infecciones (6540)
    - Asegurar una técnica de cuidados de heridas adecuada.
    - Tomar constantes vitales y control de signos de shock séptico.
    - Vigilar la aparición de fiebre.
    - Hacer cultivos de sangre, orina o material exudado, si procede.

- DIAGNOSTICO NANDA: **Deterioro de la integridad Cutánea** (00046)r / c estado de la piel m / p destrucción de las capas de la piel, alteración de la superficie de la piel.

  – NOC
    - Integridad tisular: piel y membranas mucosas (1101).
      - Temperatura.
      - Hidratación.
      - Piel intacta.
    - Curación de heridas (1102).

  – NIC
    - Cuidados de la piel: tratamiento tópico (3584).
      - Proporcionar higiene y aseo, si precisa.
      - Proporcionar soporte a las zonas edematosas.
      - Aplicar apósitos y/o geles hidrocoloides, si procede.
      - Mantener la ropa de cama limpia, seca y sin arrugas.
      - Aplicar protectores a los talones.
      - Registrar grado de afectación de la piel.
    - Cuidados del sitio de incisión (3440).
      - Realizar cura de la incisión de modo estéril.
      - Mantener apósito limpio y seco.
      - Vigilar aspecto, exudados y aparición de hematomas.
      - Prevenir la aparición de seromas.
    - Cuidados de las heridas (3662).

- Medir lo drenado en cada turno.
- Vigilar signos de infección local y/o dehiscencia de bordes.
- Retirar ágrafes y/o suturas y drenajes cuando proceda.
- Vigilar puntos de incisión de drenajes y aspecto de volumen de drenado.

- DIAGNOSTICO NANDA: **Dolor agudo** (00132) r / c Herida Quirúrgica m / p conducta expresiva, verbalización del dolor.

    - NOC
        - Sintomatología: Nivel del dolor (2102).
            - Dolor referido.
        - Conducta de salud: Control del dolor (1605).
            - Refiere dolor controlado.

    - NIC
        - Manejo del dolor (1400).
            - Evaluar la eficacia, con el paciente y el equipo de cuidados, la eficacia de las medidas pasadas de control del dolor que se hayan utilizado.
            - Realizar cambios de posición para aliviar tensión en la incisión.
            - Notificar al médico si las medidas no tienen éxito o si la queja actual constituye un cambio significativo en las experiencias pasadas del dolor del paciente.
        - Administración de analgésicos (2210).
            - Valoración de la intensidad del dolor mediante Escala EVA, pre-analgesia.
            - Evaluar la eficacia del analgésico a intervalos regulares (Escala EVA) después de cada administración, pero especialmente después de dosis iniciales, se debe observar también si hay señales y síntomas de efectos adversos (depresión respiratoria, náuseas, vómitos, sequedad de boca y estreñimiento).
            - Vigilancia sobre posibles efectos adversos: depresión respiratoria, náuseas, vómitos, sequedad de boca, estreñimiento, etc.

- DIAGNOSTICO NANDA: **Deterioro de la movilidad física** (00085) r / c herida quirúrgica m / p enlentecimiento del movimiento, disminución del tiempo de reacción, limitación de la amplitud de movimientos.

- NOC
    - o Movilidad (0208).
        - · Movimiento muscular.
    - o Ambulación, andar (0200).

- NIC
    - o Enseñanza: actividad/ ejercicio (5612).
        - · Movilizar al paciente indicándole la importancia de moverse.
        - · Instruir en la realización de sencillos ejercicios de flexo-extensión que se puedan hacer en la cama.
    - o Fomento del ejercicio (0200).
        - · Levantar al sillón al día siguiente de la cirugía.
        - · Fomentar la deambulación precoz.

- DIAGNOSTICO NANDA: **Déficit de autocuidado (baño – higiene)** (00108) r / c intervención quirúrgica, herida quirúrgica m / p dolor y disminución de la movilidad.

    - NOC
        - o Autocuidados higiene (0305).
            - · Mantiene una apariencia pulcra.

    - NIC
        - o Ayuda con los autocuidados: baño/ higiene (1801).
            - · Determinar la cantidad y tipo de ayuda necesitada.
            - · Proporcionar ayuda en la higiene hasta que el paciente sea totalmente capaz de asumir los autocuidados.

8 RECOMENDACIONES

8.1. SEGUIMIENTO

Una vez que al paciente se le ha dado el alta, éste debe seguir una serie de recomendaciones imprescindibles para prevenir o impedir la aparición de complicaciones de dicha herida quirúrgica, y para favorecer una próspera curación y recuperación.

Para ello es necesario que exista una buena relación enfermera-paciente en la que tanto el paciente como su familia cooperen en los cuidados y autocuidados.

La enfermera debe indicar cuándo debe acudir a su centro de salud para las revisiones posteriores de la herida, así como indicar los criterios de anormalidad (alarma) presentes en la herida por la cual debe tenerse especial consideración y acudir a consulta antes de la fecha de retirada de sutura.

En la exploración enfermería prestará especial interés en el volumen perdido por la herida, aspecto de la herida (coloración, diámetro, compromiso del tejido), presencia de tejido de granulación esfacelado o necrótico, edema, así como el aspecto de la piel perilesional. Esto es debido, a que denota normalidad un sangrado escaso que sólo macha el apósito, sin embargo si la herida no para de sangrar es necesario acudir a urgencias, o si muestra signos de infección (fiebre mayor de 38°, dolor excesivo, dureza en la zona, aumento de la temperatura de la herida, pus verde amarillento y maloliente), inflamación excesiva y enrojecimiento, separación de los bordes de la herida, problemas de circulación (piel blanquecina violácea fría y con pérdida de sensibilidad), o si después del primer mes la cicatriz se engruesa[50,51].

Cuando preguntáramos a una persona que ha sufrido una herida o ha sido operado recientemente cuál es su mayor problema en ese momento, la respuesta será que sufren dolor. El dolor es parte inseparable del proceso de cura de cualquier herida, independientemente del tamaño y la situación de la misma.

La certeza de dolor se basa en que todas las heridas implican por definición el daño tisular o de tejidos. A su vez, se ven dañados los receptores nerviosos de esa zona así como una gran cantidad de células, que se ven dañadas y "destruidas". La reacción del cuerpo en un tiempo inmediato será las de aportar mayor cantidad de sangre a la zona afectada con el fin de empezar cuanto antes la recuperación. Sin embargo, se produce un colapso y acumulación fisiológica llamado inflamación, aportando aún mayor dolor.

Hasta aquí todo lo anteriormente expuesto forma parte del proceso biológico y natural del cuerpo para luchar contra el problema (en nuestro caso, una herida quirúrgica). Una inflamación inicial de la herida o zona quirúrgica no es símbolo de alarma. Al igual claro está, que el dolor. Es parte del proceso postquirúrgico, y es por naturaleza inevitable. Sin embargo, y es aquí donde nuestro papel de enfermeros se hace importante, el dolor es controlable gracias a los conocimientos y medios disponibles hoy en día.

La meta utópica será lograr que nuestros pacientes no sientan o sientan lo menos posible dolor. Y para ello disponemos casi de un arsenal de posibilidades que es de nuestra obligación usar. Sin embargo, lo más sensato y fácil que puede hacer el enfermero para empezar es hablar con la persona. Preguntemos cómo está y si tiene dolor. Y mejor aún, intentemos analizar ese dolor:

- ¿Dónde le duele?
- ¿Cómo es el dolor? Intentemos lograr una descripción lo más acertada posible
- ¿Cuánto le duele?
- ¿Hace cuánto que le duele?

Para empezar a mitigar el problema, tenemos que tener claro y saber lo más posible sobre él. Una vez lo tengamos, veamos cómo podemos trabajar y ayudar. La labor de enfermería se vuelve relevante aquí, al ser por norma general, el personal sanitario que estará más en contacto con el paciente. La evaluación del dolor de forma sistémica se torna de vital importancia. Sin ninguna duda, las terapias medicamentos frente al dolor son el arma más potente de la que disponemos. Es un tema interdisciplinar muy amplio que requiere gran formación específica. Es de gran interés y sirve de ayuda para el control del dolor. Sin embargo, el papel de la enfermería se limita en este caso a aplicar dicha medicación, y que requiere un trato más detallado y profundo en el cual no nos adentraremos en este libro. No obstante reconocer y tener presente que la terapia medicamentosa, así como antibiótica o antimicrobiana que veremos más adelante, son apartados de total importancia en el tratamiento y cura de las heridas.

8.2. AUTOCUIDADOS

8.2.1. CUIDADO DE LA HERIDA

Es importante antes de manipular la herida o proceder a su cura, lavarse las manos correctamente, y posteriormente retirar suavemente el apósito que cubre la herida[52].

La limpieza de la herida se puede realizar en la ducha diaria con agua y jabón de pH neutro que respete la flora bacteriana de la piel y una vez terminada la limpieza secar minuciosamente a modo de suaves toques en la herida evitando dejar zonas húmedas[51].

8.2.2. CUIDADO DE LA PIEL PERILESIONAL

La piel perilesional o circundante es aquella que envuelve y rodea la lesión con extensiones variables que depende del grado de afectación de la herida. Para el trato de la piel circundante debemos contemplar previamente el grado de maceración mediante sistemas de medida[53].

Por lo que a la hora de tratar la herida estará delimitada por la piel perilesional, y al hacer una cura debemos tener en cuenta tanto la herida como la perilesión para lograr con éxito la curación.

Si no se cuida adecuadamente la piel perilesional, será un factor de riesgo de una futura herida o empeoramiento de la misma, por lo que debe inspeccionarse diariamente a la vez que se inspecciona la herida quirúrgica, debido a que de forma indirecta se ve afectada por la humedad, presión, roce o fricción, y puede dañarse[53].

- Higiene

Aplicaremos jabones o soluciones de Ph neutro para que no irrite la zona, y no debe usarse ningún producto que contenga solución alcohólica ni colonias en la zona, ya que reseca la piel y puede dar lugar a roturas o grietas en la piel. Se deben dar suaves toques, sin arrastre, y dejar la piel lo más seca e íntegra posible[53].

- Protección

Debe protegerse esta piel de posibles lesiones mediante la aplicación de apósitos hipoalergénicos, y para ello debemos evitar apósitos adhesivos que estén demasiado adheridos a la piel porque al despegarlos pueden causar rotura de ésta[53]. Del mismo modo se deben valorar los instrumentos utilizados para realizar la cura para evitar no dañar en exceso ni realizar técnicas cruentas[54].

- Protectores cutáneos:

Es una de las mejores alternativas para el cuidado de la piel perilesional, que se emplea cuando no existe infección. En concreto hablamos de protectores cutáneos no irritantes (PCNI), actuando como una segunda piel para el cuidado y prevención de la maceración perilesional y mejora de la defensas de la zona, además de no interactuar con el apósito o fármaco empleado. El más conocido es el Cavilon Película Barrera No Irritante (PBNI)[55,56].

Existe una gran variedad de productos para el cuidado de la piel que rodea la lesión, siendo aquellos recomendados la vaselina, jabones y detergentes, los corticoides, y la miel. Como enfermeros/as es necesario que conozcamos aquellos productos fiables que ofrezcan calidad para el cuidado y cura de las heridas.

- Vaselina.

Es un derivado del petróleo que se aplica en la piel perilesional como protección y barrera ante exudados y secreciones procedentes del lecho de la herida ya que no posee cualidades alergénicas ni nocivas, y a su vez permite visualizar la perilesión. Si se usa descontroladamente puede provocar maceración, impide que la piel respire, y que se adhiera adecuadamente un posible apósito para tratar la herida[55].

- Jabones y detergentes.

Son destinados para limpiar tanto la herida como la piel perilesional, deben utilizarse aquellos con el Ph más próximo al de la piel, debido a que en caso contrario pueden alterar la piel y provocar pequeñas erosiones impidiendo una correcta curación y prevención de la piel perilesional[54].

- Corticoides

Deben aplicarse bajo prescripción médica. Si se usa descontroladamente pueden causar efectos negativos como disminución de la barrera defensiva de la piel, aumento de la fragilidad, e incluso problemas de contacto[54].

- Miel

Se emplea para prevenir la maceración en la piel perilesional en varias presentaciones como son en pasta, apósitos, o asociada a alginatos. Debemos tener en cuenta de que el producto utilizado sea reconocido por la UE y la FDA norteamericana[55].

8.2.3. CUIDADO DE LA CICATRIZ

Una vez que se retira la sutura debe evitar la exposición directa a los rayos ultravioleta del sol, para ello cubra la zona que se va a exponer o utilice cremas de alta protección. También es muy importante la hidratación de la zona para su favorable cicatrización[51].

8.2.4. CONSEJOS PARA LA VIDA DIARIA

Debe tenerse especial cuidado de no sobre ejercitar la zona afecta, y de evitar tracciones y golpes fuertes directos. En caso de sentir dolor se aconseja tomar aquellos analgésicos prescritos según las particularidades del paciente[51].

Es importante seguir una alimentación equilibrada para la pronta recuperación de la herida quirúrgica, así como evitar los hábitos tóxicos.

- Consejos nutricionales.

Según GNEAUPP haciendo referencia a Thompson y Furhrman, "la nutrición juega un rol vital en la prevención y el tratamiento de las úlceras y heridas"[57]. Por lo que llevar una alimentación equilibrada incorporando todos nutrientes necesarios contribuye a mantener un peso adecuado según el IMC de cada persona, y con ello reducir el riesgo de padecer enfermedades o complicaciones secundarias a enfermedades ya presentes[57].

Así, consumir una dieta equilibrada y mantener un peso adecuado puede reducir el riesgo de padecer enfermedades y complicaciones secundarias a enfermedades ya presentes, así como favorecer una buena cicatrización en el caso de heridas. En definitiva, la nutrición es esencial tanto para la prevención de las heridas como para el tratamiento de éstas[58].

Las vitaminas y oligoelementos que más influyen en el proceso de cicatrización y recuperación de las heridas, y que por tanto deben tomarse bien a través de la dieta o si hay deficiencia de éstas adquirirlas mediante suplementos son: vitamina A (Retinol), vitamina C (Ácido Ascórbico), vitamina E (Tocoferol), vitamina K (Filokinona), vitaminas del grupo B. Respecto a los oligoelementos más influyentes destacan los siguientes: Zinc (Zn), hierro (Fe), cobre (Cu), Ácido alfa-lipoico (ALA), Selenio (Se), y manganeso (Mn)[57,59,60]. Respecto a qué alimentos contienen cada micro y macronutriente *(Véase Anexos 4 y 5)*[61,62,63].

- Hábitos tóxicos.

Es necesario concienciar acerca de alejar los malos hábitos (alcohol y tabaco). Respecto al tabaco es comúnmente conocido que afecta al sistema circulatorio alterando los factores de coagulación, sistema inmunitario, y paredes de las arterias, pudiendo dar lugar a arteriosclerosis, vasoconstricción arterial, e incluso trombos, por lo que retrasa y dificulta la curación de las heridas[64].

En cuanto al consumo de alcohol a largo plazo afecta al control de la presión arterial, problemas cardíacos, así como daños en el riñón, hígado y páncreas. Lo que también afecta a la recuperación de las heridas[65].

- Manejo del dolor.

La Asociación Internacional para el Estudio del Dolor lo define como una experiencia sensorial y emocional desagradable asociada a daño tisular real o potencial, que se describe en términos de daño[66,67].

Podemos clasificar el dolor atendiendo a diferentes factores, entre ellos según su duración[67] y su patogenia[66,67]:

– Según su duración:
–
o Dolor agudo: Posee una duración limitada (menor a 30

días). Es de comienzo súbito y es intenso. Aparece a consecuencia de lesiones tisulares que estimulan los nociceptores (receptores específicos del dolor) y generalmente desaparece cuando se cura la lesión.
- o Dolor crónico: Posee una duración mayor a tres meses. Se caracteriza por ser continuo o recurrente.

- Según su patogenia:

  - o Dolor nociceptivo: Se produce por el daño real de los tejidos, activando los nociceptores. Éstos pueden responder a estímulos como el calor, el frío, la vibración, el estiramiento, así como a sustancias químicas liberadas por los tejidos en respuesta a la falta de oxígeno, la destrucción de los tejidos o la inflamación. Se clasifica en dolor somático (causado por la activación de nociceptores de tejidos superficiales y profundos como son la piel y huesos respectivamente) o visceral (causado por la activación de nociceptores de las vísceras).
  - o Dolor neuropático: Se produce por una lesión del sistema nervioso central o de vías nerviosas periféricas. Puede provocar este dolor cualquier proceso que dañe los nervios, como las afecciones metabólicas, traumáticas, infecciosas, isquémicas, tóxicas o inmunitarias. Además, puede producirse por compresión nerviosa o por el procesamiento anormal de las señales dolorosas por el cerebro o la médula espinal.
  - o Mixto: Se trata de una mezcla de dolor nociceptivo y dolor neuropático.
  - o Idiopático: Se desconoce la causa del dolor.

Para valorar el dolor, con el fin de poder identificar la etiología, correcto tratamiento y evolución, es significativo saber su localización, intensidad y duración[66].

Existen diversas escalas de valoración del dolor con las cuales podemos llegar a cuantificar la percepción subjetiva del dolor por parte del paciente. La utilización rutinaria y sistemática de éstas nos sirve para evaluar el grado de éxito alcanzado con los analgésicos y cuidados de la herida utilizados. La escala utilizada dependerá de las circunstancias y condiciones del paciente; sin embargo, una vez seleccionada la escala a utilizar, utilizaremos la misma para garantizar una coherencia en la valoración rutinaria. Dentro de las escalas, cabe mencionar las siguientes, bastante usadas en la práctica[66,68,69]:

- Escala analógica-visual (EVA): Consiste en enseñar la escala al paciente y que elija un número del 0 al 10 según la intensidad de dolor que sienta, donde cero significa que no existe dolor y 10 significa máximo dolor posible. Para una mayor información *(Véase Anexo 6)*[66,69].

- Escala analógica-visual (EVA) modificada: Similar a la anterior pero con el aditivo de las caras. Suele utilizarse en pacientes de corta edad al ser fácilmente comprensible. Para una mayor información *(Véase Anexo 7)*[67,69].

- Escala numérica análoga (ENA): Es una escala verbal donde se le solicita al enfermo que caracterice su dolor en escala del 0 al 10, donde cero corresponde a la ausencia de dolor y el 10 al máximo dolor posible[69].

El médico junto con enfermería valorará el dolor agudo desde una visión integral. Existen tratamientos del dolor no farmacológicos (técnicas de relajación, musicoterapia, crioterapia, apósitos…), y tratamientos farmacológicos (anestésicos locales, analgesia…)[66,69].

En la misma línea, durante intervenciones y manipulación de heridas, debemos evitar todo estímulo innecesario que pueda producir dolor. Es decir, conviene manipular las heridas con suavidad, tener en cuenta la temperatura de los productos que vayamos a utilizar para tratar la herida, elegir apósitos que, al retirarlos, reduzcan el grado de estímulo sensorial de la zona, etc[66].

9 RESUMEN

Según la OMS, cada año se realizan alrededor de unas 234 millones de intervenciones de cirugía mayor en el mundo. Las infecciones del sitio quirúrgico son las terceras infecciones nosocomiales más informadas, correspondiendo entre el 14% y el 16% de todas las infecciones nosocomiales en los pacientes hospitalizados.

Una herida es la perdida de la solución de continuidad del tejido o de una o varias estructuras, piel, musculo o tendones entre otros. La podemos clasificar según la causa, profundidad, integridad de la piel, gravedad de la lesión, grado de limpieza o contaminación o si es una quemadura. Nos vamos a centrar en este libro en la herida quirúrgica que es aquella herida de origen quirúrgico con el objetivo de la reparación de órganos, tejidos e intervenciones varias.

Como ya sabemos, la piel es uno de los órganos de mayor dimensión y funciones protectoras del organismo ($2m^2$, 0.5-5mm de grosor y en torno a 4,5-5Kg). Ésta consta desde el punto de vista estructural de dos capas, denominadas epidermis y dermis, y debajo de éstas de un tejido subcutáneo denominado hipodermis.

Sin la piel no sería posible la recuperación de las heridas, debido a que forma parte de importantes funciones como son principalmente de protección ante factores externos (bacterias y sustancias químicas) e internas (temperatura), regulación de la temperatura corporal, producción de vitamina D, prevención de la deshidratación, nocireceptiva, emuntoria, y Melanogena o de pigmentación.

En cuanto al proceso de cicatrización de la herida, está formado por cuatro fases, a través de las cuales se restauran los tejidos afectados mediante el crecimiento, reparación y estimulación de éstos. Las fases son: Inflamatoria o de reacción, de coagulación, de proliferación o regeneración/granulación y de maduración o remodelación de la herida.

A su vez, la cicatrización y posteriormente cura de dicha herida quirúrgica puede realizarse por primera intención (cierre rápido de la herida sin complicaciones), por segunda intención (cuando la herida no puede cerrarse por primera intención por existencia de tejido de granulación u otras causas como la infección) o por tercera intención (combinación de las dos anteriores).

No debemos olvidar que existen factores que influyen directamente en la cicatrización de la herida, favoreciéndola o por el contrario ralentizándola, como es el caso del peso, edad, hábitos tóxicos (tabaquismo), así como posibles complicaciones (infección), enfermedades asociadas (hipertensión arterial, diabetes) y tratamientos farmacológicos. También existen factores locales con efectos directos sobre la herida que se deben contemplar, así como el uso de los mejores parches para la recuperación del tejido de cicatrización.

Estos factores pueden intervenir y dar una serie de complicaciones desviando el proceso normal de cicatrización de la herida. Contamos con diversas complicaciones que pueden darse de las cuales nos vamos a centrar en la infección de la herida ya que toda cirugía que conlleva un corte o incisión tiene riesgo de infectarse.

Una herida infectada es aquella en la que hay establecimiento y crecimiento de microorganismos suficientes superando las defensas tisulares. La causa principal es la flora endógena y el principal factor de riesgo es el grado de contaminación durante el procedimiento. El riesgo de infección del sitio quirúrgico está directamente relacionado con la cantidad de bacterias contaminantes, con la agresividad del germen y el estado de las defensas del paciente, contando con factores intrínsecos y extrínsecos.

Como ya sabemos la enfermería juega un papel crucial en la exitosa evolución de las heridas quirúrgicas. El cuidado se fundamenta en la relación individualizada terapéutica con la persona enferma, tratando al paciente y verlo según el modelo biopsicosocial y no solo tratar la herida, individualizando las curas y el trato a los mismos creando un ambiente íntimo y de confianza para que puedan resolver sus dudas e inquietudes que les pueden provocar ansiedad e inquietud llegando a retrasar el proceso de curación.

Para llevar a cabo el procedimiento de la cura en primer lugar describiremos el material del que disponemos en el mercado para elegir cual usar en los diferentes tipos de heridas, dependiendo de su origen, lugar del cuerpo, extensión, profundidad y su evolución, incluyendo material de limpieza, antisépticos y apósitos. Las curas las podemos dividir en dos grandes grupos, cura en ambiente seco o húmedo y cura oclusivas o semioclusivas.

Mención especial tiene el quirófano y la técnica quirúrgica ya que muchas infecciones son contraídas en la misma y debe hacerse la técnica de manera segura. Para disminuir el riesgo de infección de la herida quirúrgica se debe respetar el manejo adecuado del quirófano entendido como habitáculo, el manejo de materiales y procedimiento.

Muchas de las heridas quirúrgicas que se infectan suelen ser desbridadas, ya que la extracción de este tejido necrótico o infectado acelerará la cicatrización de la herida, siendo éste el proceso de eliminación del tejido muerto o lesionado y desechos de una herida. Existen diferentes tipos de desbridamiento: desbridamiento quirúrgico o cortante, desbridamiento biológico, desbridamiento autolítico, desbridamiento mecánico (Desbridamiento húmedo a seco, desbridamiento de limpieza de la herida, desbridamiento con hidromasaje), desbridamiento químico y desbridamiento enzimático.

Enfermería es la ciencia del arte de cuidar la salud y el bienestar de las personas. Basando los cuidados en las necesidades y respuestas humanas del individuo y/o grupo. La enfermería es una profesión relativamente joven aun así en la última década la enfermería española ha tenido una serie de cambios importantes haciéndola una de las profesiones con mayor desarrollo profesional

El proceso enfermero (PAE) es un proceso cíclico que consta de una serie de partes, valoración, diagnostico, planificación y evaluación. Describiendo como las enfermeras organizan el cuidado de las personas, familias, grupos o comunidades.

El pilar de desarrollo de la enfermería profesional y la base de trabajo son el proceso de atención de Enfermería, los diagnósticos enfermeros así como su utilización. Se hace necesario el establecimiento de un modelo de enfermería basado en el proceso enfermero, que de forma filosófica específica guíe y conduzca la práctica de la enfermería.

Un Plan de cuidados estandarizados (PCE) o Mapa de cuidados enfermeros, es una lista de diagnósticos de enfermería para un grupo de pacientes con el fin de facilitar el proceso de atención de enfermería (PAE). Por lo que con el desarrollo de esta Guía de Planes de Cuidados Estandarizados pretendemos dar respuesta a las inquietudes generadas por un grupo de enfermeras conocedoras de la metodología de los cuidados enfermeros a la vez que crear un documento guía que pueda servir de referente a las enfermeras que desarrollan su labor profesional.

Como último cometido en nuestra labor asistencial realizaremos una serie de recomendaciones generales al alta asegurando de esta forma la continuidad de los cuidados de enfermería en el domicilio. Estas recomendaciones abarcan una serie de aspectos que se deben contemplar para que tanto el proceso de curación como de cicatrización sea óptimo. Pudiéndose contemplar:

- Seguimiento: Garantiza la continuidad de cuidados, y se deben seguir una serie de instrucciones si nota cambios en el color, morfología, aspecto tanto de la herida quirúrgica como de la piel perilesional.
- El propio autocuidado de la herida quirúrgica: Prestando especial

atención a una correcta higiene y una correcta técnica de lavado de manos.
- Cuidado de la piel perilesional: Es necesario cuidar la piel que rodea al tejido lesionado, ya que si no se trata puede aparecer riesgo de complicación de la misma.
- Cuidado de la cicatriz: Se aportan una serie de recomendaciones para evitar la exposición a riesgos, y procurar su última curación.
- Consejos para la vida diaria: Entre los que se abarcan cuáles son los macro y micronutrientes (vitaminas y oligoelementos) más adecuados para favorecer la próspera cicatrización además de llevar una dieta equilibrada y saludable. Así como fomentar el abandono del hábito tabáquico y consumo de alcohol, los cuales pueden poner en riesgo la curación de la herida quirúrgica y dar lugar a posibles complicaciones. También es importante el manejo del dolor mediante el uso de escalas que evalúen constantemente el efecto de los analgésicos y cuidados ofrecidos al paciente.

Ésta será nuestra labor enfermera ante una herida quirúrgica, sin olvidar realizar todo el proceso siguiendo la metodología enfermera con las taxonomías NANDA, NOC y NIC, propias de nuestra disciplina científica.

10 BIBLIOGRAFÍA

1. Fraile C. Breve historia de hechos, personas y productos que tuvieron relevancia para curar las heridas. Junta de Castilla y León.2012-2013.

2. López J, Rodríguez FJ. Manual de Atención Enfermera en Heridas y Suturas. Conceptos generales sobre traumatismos. Antigüedad de la herida. Edita: Difusión Avance de Enfermería. 2006; 14-15.

3. Bloque Quirúrgico, estándares y recomendaciones. Informes, estudios e investigación 2009. Ministerio de sanidad y política social. Gobierno de España.

4. Argüello C, Mará Demetrio A, Lora P, Chacón M. Guía de práctica clínica, Prevención de infección de herida operatoria relacionadas con la intervención quirúrgica. Hospital Santiago Oriente "Dr. Luis Tisné Brousse". 2004.http://docplayer.es/9961057-Cura-de-heridas-quirurgicas-protocolo-de-actuacion.html

5. Cabal Escandón V, Fonseca Bello I, Vargas Chaves C. Guía de intervención científica basada en la evidencia científica. Guía 10, Heridas. Convenio instituto del seguro social con asociación colombiana de facultades de enfermería.1997-2000.

6. Águeda San Martín L. Cura de heridas quirúrgicas. Protocolo de actuación. Memoria trabajo fin de grado en enfermería. Universidad pública de navarra. 2014.

7. Protocolo Manejo de Heridas. Proceso bienestar estudiantil. Universidad industrial de Santander. 2008; TBE.01 (03) n° 294.

8. Porras Alonso E, Armario Hita JC, Ballester Alfaro JJ, Bernal Sánchez C, Portilla Huerta D, Cornejo Castillo C. Recomendaciones para la prevención de la infección en la herida quirúrgica. Porras Alonso EC; 2015.

9. Medlineplus.gov. La piel [Internet]..2016 [citado 1 Agosto 2016]. Disponible en:https://medlineplus.gov/spanish/ency/esp_imagepages/19679.htm.

10. Infermeravirtual.com. Tejidos, membranas, piel y derivados de la piel. [Internet]. 2016 [citado 7 Agosto 2016]. Disponible en:https://www.infermeravirtual.com/esp/actividades_de_la_vida_diaria/ficha/piel/tejidos_membranas_piel_y_derivados_de_la_piel.

11. Medlineplus.gov. Capas de la piel [Internet]. 2016 [citado 7 Agosto 2016]. Disponible en: https://medlineplus.gov/spanish/ency/esp_imagepages/8912.htm.

12. Tapia Vitón R. La piel y sus partes. [Internet]. Monografias.com. 2016 [citado 7 Agosto 2016]. Disponible en: http://www.monografias.com/trabajos91/piel-y-sus-partes/piel-y-sus-partes.shtml.

13. Y. García Álvarez, R. J. Molinés Barroso. Enfermería medicoquirúrgica 4: Piel. Tomo II, 6º Edición. CTO Editorial, S. L. 2014.

14. M. A. Allué Gracia, M. S. Ballabriga Escuer, E. Clerencia Sierra, l. Gállego Domeque, A. García Espot, M.T. Moya Porté. Heridas crónicas: Un abordaje integral. Colegio Oficial de Enfermería de Huesca D. L.: Hu. 214/2012.

15. Claribeth Guarín-Corredor, Paola Quiroga-Santamaría, Nancy Stella Landínez-Parra MSc. Proceso de Cicatrización de heridas de piel, campos endógenos y su relación con las heridas crónicas. Rev. Fac. Med. 2013 Vol. 61 No. 4: 441-448.

16. Cacicedo González R, Castañeda Robles C, Cossío Gómez F, Delgado Uría A, Fernández Saíz B, Gómez España MV et al. Manual de prevención y cuidados locales de heridas crónicas. [Santander]: Servicio Cántabro de Salud; 2011.

17. Teller P, White T. The Physiology of Wound Healing: Injury Through Maturation. Surgical Clinics of North America [Internet]. 2009 [citado 10 Agosto 2016];89(3):599-610. Disponible en: http://www.ncbi.nlm.nih.gov/pubmed/19465199.

18. Sociedad Argentina de Dermatología. CONSENSO SOBRE CICATRIZACIÓN DE HERIDAS. Argentina.2008. [Citado en 14 de Marzo de 2016]. Disponible en: http://www.sad.org.ar/revista/pdf/cicatrizacion.pdf

19. Andrades y S. Sepúlveda, Cicatrización Normal, pag-21-23; 2009. Revista Faculta de Salud - RFS Julio -Diciembre 2010. [Citado en 10 de Marzo de 2016] Disponible en:http://www.patricioandrades.cl/w/wp-content/uploads/2011/05/3-Cicatrizaci+%C2%A6n-Normal.pdf

20. F. Fernández Beltrán. Tratado sobre Cuidados Críticos en Pediatría y Neonatología. Capítulo 19: Cuidados de heridas y drenajes quirúrgicos. Actualizado 26/02/2014. [Citado en 22 de Febrero de 2016] Disponible en: http://www.eccpn.aibarra.org/temario/seccion1/capitulo19/capitulo19.htm

21. Revista Española de Cardiología: Novedades en hipertensión arterial y diabetes de 2010. [Revista en internet] 2016 Julio. [Acceso 19 de Junio de 2016]; 64 (Supl. 1): Pp 20-9. Disponible en: http://www.revespcardiol.org/es/novedades-hipertension-arterial-diabetes-2010/articulo/13190543/

22. Cifuentes Hoyos V, Giraldo Hoyos A. Factores de riesgo para el pie diabético en pacientes con diabetes mellitus tipo 2. Medellín (Colombia): Grupo observatorio de la salud pública. Facultad de medicina. Universidad CES; 2010. Disponible en: http://bdigital.ces.edu.co:8080/dspace/bitstream/123456789/893/2/FACTORES%20DE%20RIESGO%20CAUSANTES%20DE%20PIE%20DIABETICO.pdf

23. Y. García Álvarez, R. J. Molinés Barroso. Enfermería medicoquirúrgica 4: Piel. Tomo II, 6º Edición. CTO Editorial, S. L. 2014.

24. F. Fernández Beltrán. Tratado sobre Cuidados Críticos en Pediatría y Neonatología. Capítulo 19: Cuidados de heridas y drenajes quirúrgicos. Actualizado 26/02/2014. [Citado en 22 de Febrero de 2016] Disponible en: http://www.eccpn.aibarra.org/temario/seccion1/capitulo19/capitulo19.htm

25. Wigger-Alberti W et al., Journal of Wound Care 2009; 18(5):208-14

26. Bisbal J.. Eficacia de un apósito autoadhesivo de poliuretano para prevenir la formación de cicatrices hipertróficas. Cir. plást. iberolatinoam.[Internet]. 2011 Dic [citado 2016 Ago 10] ;37(4): 341-347. Disponible en: http://scielo.isciii.es/scielo.php?script=sci_arttext&pid=S0376-78922011004400005&lng=es.

27. Maján J.I y cols. Evaluation of a self-adherent soft silicone dressing for the treatment of hypertrophic postoperative scars. Jo WC, Vol. 15, N.º 5 (2006), p.193-6.

28. Principles of best practice: minimizing pain at dressing-relates procedures. A consensus document. Toronto, Ontario (Canadá): WoundPedia Inc., 2007.

29. Espinosa Cucalón D, La Herida Quirúrgica. Tipos de Herida.

30. Dumville J, Walter C, Sharp C, Page T. Apósitos para la prevención de la infección del sitio quirúrgico (Revisión Cochrane traducida). Cochrane Database of Systematic Reviews 2011 Issue 7. Art. No.: CD003091. DOI: 10.1002/14651858.CD00309.

31. Adriano Pérez G.I, García Chávez D.J. Infección de heridas post-quirúrgicas y su incidencia en pacientes atendidos en el servicio de cirugía del hospital del Instituto Ecuatoriano de Seguridad Social Guaranda. Escuela de Medicina. Facultad de Ciencias de la Salud. Universidad Nacional de Chimborazo. Riobamba-Ecuador. 2011.

32. Jiménez-Puya R, Vázquez-Bayo C, Gómez-García F y Moreno-Giménez J.C. Complicaciones en dermatología quirúrgica. Servicio de Dermatología. Hospital Universitario Reina Sofía. Córdoba. España. Actas Dermosifiliogr. 2009;100:661-8.

33. Planes de cuidados estandarizados de enfermería. Guías para la práctica. Administración de la Comunidad Autónoma del País Vasco. BI-2124-96.

34. Antisépticos cutáneos en el preoperatorio para la prevención de infecciones de la herida quirúrgica después de una intervención quirúrgica limpia (Revisión Cochrane traducida). Cochrane Database of Systematic Reviews 2013 Issue 3. Art. No.: CD003949. DOI: 10.1002/14651858.CD003949.

35. Casamada Humet N, Ibáñez Martínez N, Rueda López J, Torra Bou JE. Guía práctica de la utilización de antisépticos en el cuidado de las heridas ¿Dónde?, ¿cuándo? Y ¿por qué?. Laboratorios SALVAT. Barcelona. 2002 (1).

36. Fajardo-Dolci G, Córdoba-Ávila MA, Vázquez-Curiel E, Aguirre-Gas HG, Jiménez-Sánchez J, Rubio-Domínguez S. Recomendaciones al paciente para el autocuidado de la herida quirúrgica. Revista Conamed. Vol 13, 2008.**A**

37. Cobal Escandón VE, Fonseca Bello IM, Vargas Chaves C. Guía de Intervención en Enfermería basada en la Evidencia Científica. Guía 10. Heridas. Convenio Instituto del Seguro Social. Asociación Colombiana de Facultades de Enfermería "ACOFAEN". 1998.

38. Flores Montes I. Manejo Avanzado de Heridas. Revista Mexicana de Enfermería Cardiológica 2006;14 (1): 24-28.

39. Curso úlceras por presión, heridas crónicas y quemaduras. Colegio oficial de enfermería. Huelva. 2015.

40. Guía para la prevención de infección de herida quirúrgica. Hospital Infantil de México Federico Gómez. Revisión 2011.

41. Dryburgh Nancy, Smith Fiona, Donaldson Jayne, Mitchell Melloney. Desbridamiento para las heridas quirúrgicas. La Biblioteca Cochrane Plus, 2008 Número 4. Oxford: Update Software Ltd. Disponible en:

http://www.updatesoftware.com.

42. Martiñón Hernández R, Leija Hernández C. Manejo de la herida quirúrgica. Revista Mexicana de Enfermería Cardiológica 2000;8 (1-4): 53-55.

43. Guillamet Lloveras A, Jerez Hernández JM. Enfermería quirúrgica. Planes de Cuidados. Springer-Verlag Ibérica. Barcelona. 1999. Disponible en: https://books.google.es/books?hl=es&lr=&id=mP4vTIx1xsEC&oi=fnd&pg=PR25&dq=cuidados+de+enfermeria+en+heridas+quirurgicas&ots=FOGuMmFL-z&sig=S0k_AisNJF093mdcpJGfDM-84bo#v=onepage&q=cuidados%20de%20enfermeria%20en%20heridas%20quirurgicas&f=false.

44. Contreras Fernández E, Báez Cabeza A, Crossa Martín E, Guerrero González M, Marfil Henares A, Morales Aguilar J. Planes de cuidados enfermeros estandarizados en atención primaria. Distrito Sanitario Costa del Sol. Servicio Andaluz de Salud. Consejería de Salud. Junta de Andalucía. Málaga. 2000 (1).

45. Martínez Delgado MM. Estandarización de los cuidados de enfermería en los pacientes ingresados en un centro penitenciario. Revista Española de Sanidad Penitenciaria. 2014 (1) Vol 16. Disponible en: http://www.sanipe.es/OJS/index.php/RESP/article/view/349/795.

46. Planes de cuidados estandarizados de enfermería. Guías para la práctica. Administración de la Comunidad Autónoma del País Vasco. BI-2124-96.

47. Herdman TH, editor. NANDA International. Diagnósticos enfermeros: definiciones y clasificación 2009-2011. Madrid: Elsevier; 2010.

48. Moorhead S, Johnson M, Maas ML, Swanson E, editores. Clasificación de resultados de enfermería (NOC). 4ª ed. Madrid: Elsevier; 2009.

49. Bulechek GM, Butcher HK, McCloskey-Dochterman J, editores. Clasificación de intervenciones de enfermería (NIC). 5ª ed. Madrid: Elsevier; 2009.

50. Fajardo-Dolci G, Córdoba-Ávila MA, Vázquez-Curiel E, Aguirre-Gas HG, Jiménez-Sánchez J, Rubio-Domínguez S et al. Recomendaciones al paciente para el autocuidado de la herida quirúrgica. Revista CONAMED. 2008;13.

51. Hospital Universitario La Princesa. Recomendaciones de enfermería al alta para el cuidado de la herida quirúrgica. Madrid: Servicio Madrileño de Salud; 2012. Disponible en: http://www.madrid.org/cs.

52. Organización Mundial de la Salud. ¿Cómo lavarse las manos? [Póster]. 2009 [citado 10 Agosto 2016]. Disponible en: http://www.who.int/csr/resources/publications/swineflu/gpsc_5may_How_To_HandWash_Poster_es.pdf.

53. Barón Burgos MM, Benítez Ramírez MM, Caparrós Cervantes A, Escarvajal López ME, Martín Espinosa MT, Moh Al-Lal Y, et al. Guía para la Prevención y Manejo de las UPP y Heridas Crónicas. [Internet]. Madrid: Instituto Nacional de Gestión Sanitaria; 2015. [21/3/2016]. Disponible en: http://www.ingesa.msssi.gob.es/estadEstudios/documPublica/internet/pdf/Guia_Prevencion_UPP.pdf.

54. Gago Fornells M, García González R. Cuidados de la piel Perilesional. Fundación 3M y DrugFarma, S.L. ; 2006.

55. Enfermería CiudadReal [Internet]. Ciudad Real; 2013 [actualizado 19 Feb 2013; Citado [15/3/2016]. Cuidado y tratamiento de la piel perilesional. Disponible en: http://www.enfermeriadeciudadreal.com/cuidado-y-tratamiento-de-la-piel-perilesional-135.htm.

56. farmacyl.es. Citado [29/4/2016]; Cavilon, protector cutáneo no irritante. Disponible en: http://www.farmacyl.es/ulceras-y-escaras/2109-cavilon-protector-cutaneo-no-irritante-spray-28ml.html.

57. Verdú Soriano J, Perdomo Pérez E. Nutrición y Heridas Crónicas [Internet]. Serie Documentos Técnicos GNEAUPP nº 12. Logroño: GNEAUPP; 2011. [actualizado 2011; citado 23/3/2016] Disponible en: http://gneaupp.info/nutricion-y-heridas-cronicas/.

58. Verdú J, Berenguer M, Sierra I, Perdomo E. Importancia de la nutrición en el tratamiento de heridas. Revista Chilena de Heridas y Ostomías [Internet]. 2014[14/2/2016]; 5: 5-11. Disponible en: www.inheridas.cl/PHP/docgestorgral.php?ref=93.

59. Carrera Castro C. En la naturaleza está la respuesta: "Micronutrientes: las vitaminas, agentes terapéuticos en las heridas". Enfermería Global [Internet]. 2013. [20/2/2016]; (31): 273-289. Disponible en: http://revistas.um.es/eglobal/article/view/152041/150021.

60. Mason JB. Vitaminas Oligoelementos y otros micronutrientes. En: Cecil y Goldman. Tratado de Medicina Interna.Vol.2. 24ed. Madrid: Elsevier; 2013. 1402-1410.

61. Vitaminas.org.es. Las vitaminas. Disponible en: http://vitaminas.org.es/

62. Laboratorio Complementos Nutricionales. Alimentos con Oligoelementos. Disponible en: http://www.laboratoriolcn.com/alimentos-por-su-contenido-ii/alimentos-con-oligoelementos.

63. Vázquez Martínez C, Alcaráz Cebrian F, Gariga García M, Martín E, Cecilia Montagna M, Ruperto MMar et al. Alimentos ricos en cobre. Disponible en: http://www.fisterra.com/salud/2dietas/cobre.asp

64. Roldán Valenzuela A, González Gómez A, Armans Moreno E, Serra Perucho N. Consenso sobre ulceras vasculares y pie diabético de la Asociación Española de Enfermería Vascular. Guía de Práctica Clínica. Asociación Española de Enfermería Vascular; 2004. Disponible en: http://www.aeev.net/guias/consenso2005.pdf.
65. Medlineplus.gov. Riesgos del consumo de alcohol para la salud [Internet]. 2016 [citado 8 Agosto 2016]. Disponible en:https://medlineplus.gov/spanish/ency/patientinstructions/000494.htm.

66. Muñoz Rodríguez A, Ballesteros Úbeda MV, Escanciano Pérez I, Polimón Olibarrieta I, Díaz Ramírez C, González Sánchez J, Aparicio Martín A, Sánchez Mirantes A, Búa Ocaña S, López Hernández R, Caballero Romero MA. Manual de protocolos y procedimientos en el cuidado de las heridas. Madrid: Hospital Universitario Móstoles; 2011.

67. Who: WorldHealthOrganization [internet].Directrices de la OMS sobre el tratamiento farmacológico del dolor persistente en niños con enfermedades médicas. 2012. Disponible en: http://www.who.int/medicines/areas/quality_safety/3PedPainGLs_coverspanish.pdf

68. 1aria [internet]. Escalas de valoración del dolor. Actualizado Diciembre 2012. Disponible en: http://www.1aria.com/docs/sections/areaDolor/escalasValoracion/EscalasValoracionDolor.pdf

69. Belén Larrea A., Marcela Ávila Á., Cindy Raddatz M. Manejo del dolor en pacientes quemados. Rev. chil. anest. 2015;44(1):78-95.

EDITOR: *Diego Molina Ruiz*

11 ANEXOS

EDITOR: *Diego Molina Ruiz*

ANEXO 1. TABLA 1.
Tabla 1. Clasificación del material para la cura de heridas.

LOCALIZACIÓN	COMPLEJIDAD		
PRIMARIO	LIMPIEZA		Solución salina
			Prontosan
			Agua con jabón líquido
	ANTISÉPTICOS		Agua oxigenada
			Alcohol 70%
			Clorhexidina
			Povidona yodada
SECUNDARIO	APÓSITOS	Pasivos	Gasas
			Apósito tradicional (Mephix)
		Activos	Tull o mallas de contacto
			Apósitos transparentes
			Espumas hidrocelulares
			Hidrocoloides
			Hidrogel
			Alginatos
			Apósitos de plata
			Hidropoliméricos
		Mixtos	

Fuente: Elaboración propia

EDITOR: *Diego Molina Ruiz*

Guía 4: HERIDAS QUIRÚRGICAS

ANEXO 2. TABLA 2.
Tabla 2: Clasificación de las curas en ambiente seco o ambiente húmedo.

Ambiente seco	-Disminución de la temperatura
	-Dificultad migración células epiteliales
	-Muere el tejido de granulación
	-Crean costras secas que al quitarlas traen el tejido de granulación.
Ambiente húmedo	-Crean la temperatura y humedad ideal
	-No crea costras secas

Fuente: Elaboración propia

EDITOR: *Diego Molina Ruiz*

ANEXO 3. TABLA 3.
Tabla 3: Clasificación de las curas, oclusivas o semi-oclusivas.

| Cura oclusiva | -Impermeable al O2
-Angiogénesis |
|---|---|
| Cura semi-oclusiva | -Permeable al O2
-Angiogénesis |

Fuente: Elaboración propia

EDITOR: *Diego Molina Ruiz*

ANEXO 4. TABLA 4.
Tabla 4: Micronutrientes vitamínicos.

MICRONUTRIENTES(VITAMINAS)	ALIMENTOS
VITAMINA A	Hígado, pimiento, patatas, zanahorias, verduras de hojas verdes (col, nabos, hojas de mostaza, diente de león, espinacas y acelgas), calabaza, leche, pimentón rojo, cayena, chili en polvo, batatas, hierbas secas, lechuga, albaricoques secos, melón, perejil seco, albahaca seca, mejorana seca, eneldo, orégano, papaya, mango, guisantes, tomates, melocotones, pimientos rojos, harina de avena,
VITAMINA C	Bayas rojas, kiwi, pimiento rojo y verde, tomates, espinaca, zumos de guayaba, toronja, naranja, limón, brócoli, fresas, pimientos verdes, coles de Bruselas, melón, ciruela Kakadu, Camu, escaramujo, acerola, grosella, espinacas crudas, melones, coliflor, pomelos, frambuesa, mandarina, col, mango, lima.
VITAMINA E	Yema de huevo, semillas de girasol, pimentón dulce y pimentón picante, almendras, piñones, albahaca, orégano, salvia, tomillo, perejil, comino, albaricoques secos, aceitunas verdes, espinacas, germen de trigo, aceite de linaza, aceite de canola, aceite de maíz, aceite de soja, brócoli, avellanas, pistachos, nueces, pimientos, kiwis, mango, tomates, espárragos, calabacines.
VITAMINA K	Col, diente de león, berro, espinacas, hojas de nabo, hojas de mostaza, hojas de remolacha, acelgas, brócoli, achicoria, lechuga, ajos, coles de Bruselas, espárragos, pepinillos en vinagre, ciruelas pasas, tomates secos, aceite de soja, zanahorias, apio, clavo, soja, anacardos, moras, arándanos, frambuesas, higos, peras, col rizada, aguacate, germen de trigo, cereales, kiwi, plátanos, aceite de oliva,
VITAMINA Grupo B	**B1:** Extracto de levadura, mantequilla de sésamo, semillas de girasol, cilantro seco, chuletas de cerdo, piñones, lomo embuchado, jamón serrano, pistachos, semillas de amapola, salvia

seca, judías, nueces de macadamia, pámpano, avellanas, nueces, pimentón rojo, bacón, hígado, semilla de mostaza, romero, tomillo, atún, maíz, mortadela, pan integral.

B2:

Extracto de levadura, cereales enriquecidos, hígado, barritas energéticas enriquecidas, espirulina, chile, suero de leche en polvo, pimentón, paté de hígado, almendras, cilantro seco, menta, perejil, soja, roquefort, salvado de trigo, caballa, brie, queso limburgués, salmón, camembert, tomates secos, semillas de sésamo, trucha, queso azul, queso suizo.

B3:

Extracto de levadura, salvado de arroz, anchoas en conserva, atún, hígado, pimentón, cacahuetes, salvado de trigo, pollo, ternera, bacón, jamón serrano, pez espada, caballa, esturión, bacalao, salmón, tomates secos, cordero, salchichón, jamón cocido, carne magra de cerdo, puré de patatas, chuletas de cerdo, cigalas, langostinos.

B5:

Salvado de arroz, hígado de pollo, pipas de girasol, suero de lactosa en polvo, setas, caviar, queso, lentejas, salvado de trigo, tomates secos, salmón, garbanzos, aguacates, yogurt, maíz, patatas, coliflor, huevos, judías, brócoli, coles de Bruselas, pistachos, cacahuetes, plátano, escarola.

B6:

Salvado de arroz, chile, pimentón, ajo en polvo, pistachos, salvado de trigo, estragón seco, ajo, hígado, atún, salmón, semillas de girasol y de sésamo, chuletas de cerdo, salvia, hierbabuena seca, melaza, jarabe de sorgo, almendras, albahaca, cebollino, cúrcuma, hojas de laurel, romero, eneldo, cebolla en polvo.

B12:

Almejas, hígado de cordero, caviar, mejillones, pulpo cocido, ostras, pulpo crudo, cereales, caballa, arenque, salmón, cangrejo, atún, bacalao, sardinas, trucha, pescado azul, ternera, espalda de cordero, langosta, queso

Guía 4: HERIDAS QUIRÚRGICAS

	suizo, mozzarella, parmesano, huevos de gallina, queso feta.

Fuente: Vitaminas.org.es. Las vitaminas. Disponible en: http://vitaminas.org.es/

EDITOR: *Diego Molina Ruiz*

ANEXO 5. TABLA 5.
Tabla 5: Oligoelementos más característicos.

MICRONUTRIENTES (OLIGOELEMENTOS)	ALIMENTOS
Zinc (Zn)	Ostras, germen de trigo, galletas integrales, salvado de trigo, hígado de ternera, hígado de cerdo, lomo de ternera, piñón, leche de continuación polvo, paleta de cordero, cereales de desayuno, algas agar desecadas, langosta, pipas de girasol, centollo, harina de soja, carne de caballo.
Hierro (Fe)	Carnes, vísceras, embutidos, huevos enteros y yema, pescado azul (anchoas, boquerón y sardinas), marisco (almeja, berberecho enlatado, bígaro, mejillón y ostra), legumbres, tofu, acelga y espinaca, frutos secos, semilla de sésamo, frutas desecadas, quinoa, copos de avena integral, cereales, verduras y hortalizas (aceitunas, aguacate), setas, aves, arroz, pan blanco integral, pescado blanco, chocolate negro.
Cobre (Cu)	Cereales y derivados (cereales de grano entero, cacao), verduras y hortalizas (setas, champiñones, patatas), legumbres, frutos secos (nueces, semillas, pasas, ciruelas), canes y pescados (hígado, riñones, sesos, aves de corral, marisco, moluscos, ostras).
Ácido alfa-lipídico (ALA)	Vísceras (hígado, corazón, riñón) verduras (espinacas, brécol).
Magnesio	Bígaro (caracol de mar), frutos secos (semilla de sésamo, almendra, avellana, piñón, pipas de girasol, semillas de sésamo), legumbres (alubias, garbanzo, soja, habas, lenteja) tofu, acelga y espinaca, quinoa, copos de avena integral, pan integral. Arroz integral y pasta integral, chocolate negro, sucedáneos del café (Eko, malta), cereales.

Fuentes: Laboratorio Complementos Nutricionales. Alimentos con Oligoelementos. Disponible en: http://www.laboratoriolcn.com/alimentos-por-su-contenido-ii/alimentos-con-oligoelementos
Vázquez Martínez C, Alcaráz Cebrian F, Gariga García M, Martín E, Cecilia Montagna M, Ruperto M Mar et al. Alimentos ricos en cobre. Disponible en:
http://www.fisterra.com/salud/2dietas/cobre.asp

EDITOR: *Diego Molina Ruiz*

ANEXO 6. FIGURA 1.
Figura 1. Escala EVA.

SIN DOLOR					DOLOR MODERADO					MÁXIMO DOLOR
0	1	2	3	4	5	6	7	8	9	10

Fuente: Muñoz Rodríguez A, Ballesteros Úbeda MV, Escanciano Pérez I, Polimón Olibarrieta I, Díaz Ramírez C, González Sánchez J, Aparicio Martín A, Sánchez Morantes A, Búa Ocaña S, López Hernández R, Caballero Romero MA. Manual de protocolos y procedimientos en el cuidado de las heridas. Disponible en:http://gneaupp.info/manual-de-protocolos-y-procedimientos-en-el-cuidado-de-las-heridas/

EDITOR: *Diego Molina Ruiz*

ANEXO 7. FIGURA 2.
Figura 2. Escala EVA modificada.

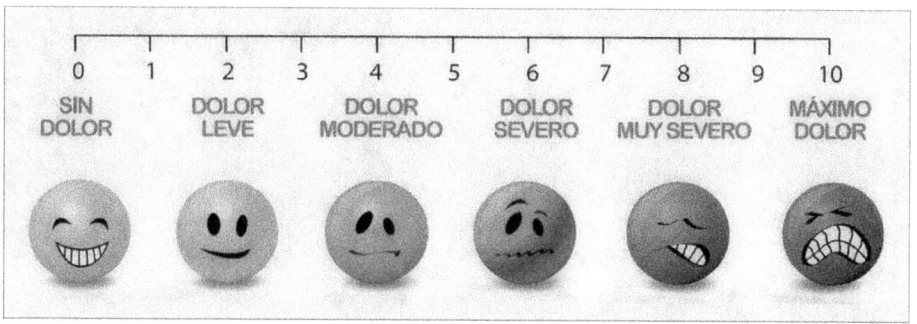

Fuente: Belén Larrea A., Marcela Ávila Á., Cindy Raddatz M. Manejo del dolor en pacientes quemados. Rev. chil. anest. 2015;44(1):78-95.

EDITOR: *Diego Molina Ruiz*

SOBRE EL EDITOR

DIEGO MOLINA RUIZ, Puertollano (Ciudad Real), 15 de Febrero de 1959.

Formación académica

Licenciado en Enfermería. Universidad Hogeschool Zeeland (Holanda) 2002. Especialista en Enfermería Médico-Quirúrgica. Master en Ciencias de la Enfermería. Universidad de Huelva. Diploma de Estudios Avanzados en Medicina Preventiva y Salud Pública, Universidad de Huelva.

Lugar de trabajo

Enfermero Comunitario UGC Gibraleón del Distrito Sanitario Huelva Costa Condado Campiña.

Profesor asociado Departamento de Enfermería, Universidad de Huelva.

Experiencia previa

Autor y Editor de editorial especializada CC SS. Enfo Ediciones, FUDEN, Madrid.

Como docente ha impartido los Módulos 6 sobre Técnicas de Resonancia Magnética y 7 sobre Técnicas de asistencia en Exploraciones Ecográficas del Curso de Formación Profesional Ocupacional "Técnico en Radiodiagnóstico" con Expediente 98/2005/J/221 y Nº 21 – 15, de la Consejería de Empleo de la Junta de Andalucía, con un total de 250 horas docentes.

Desde 2006 desarrolla labor docente como profesor asociado en la Universidad de Huelva.

Experiencia investigadora

- **Líneas de investigación:** Salud Laboral, Atención Primaria, Preanalítica, Salud Mental.
- **Participación en proyectos de investigación**
  - Investigador colaborador en el proyecto FIS 12/ 1099.
  - En la actualidad participa en un proyecto de investigación en salud FIS.
- **Participación en proyectos editoriales**

    Más de 40 artículos publicados en revistas de enfermería y biomédicas, nacionales e internacionales. Más de 65 capítulos de libros y 36 libros como autor y coordinador.

Otros méritos

Miembro del Comité de Ética Asistencial de Huelva.

EDITOR: *Diego Molina Ruiz*

SOBRE LOS AUTORES

ALBA FLORES REYES, Huelva, 19 Noviembre de 1993

Formación académica

Graduada en Enfermería. Universidad de Huelva curso académico 2014/2015.

Máster en Dirección y Gestión de Enfermería año 2016. Universidad Europea de Madrid (UEM).

Diploma de Personal Competencies Trainer año 2016. Universidad Europea de Madrid (UEM).

Experiencia previa

Amplia formación universitaria con prácticas asistenciales en diferentes ámbitos: Hospital de día Juan Ramón Jiménez (Enero-Abril curso académico 2012/2013); Centro de Salud "El Molino"(Mayo-Junio curso académico 2012/2013); Área Quirúrgica Juan Ramón Jiménez (Septiembre-Noviembre curso académico 2013/2014); Medicina Interna Infanta Elena (Enero-Febrero curso académico 2013/2014); Laboratorio y Rx Infanta Elena (Marzo-Abril curso académico 2013/2014); Centro de salud "La Orden" (Mayo-Junio curso académico 2013/2014); Pediatría-Neonatos-UCIN Juan Ramón Jiménez (Septiembre-Noviembre curso académico 2014/2015); Urgencias infanta Elena (Noviembre-Diciembre curso académico 2014/2015); Comunidad Terapéutica Vázquez Díaz (Enero-Marzo curso académico 2014/2015); Unidad de Cuidados Intensivos Polivalente Juan Ramón Jiménez (Marzo-Mayo-Junio curso académico 2014/2015).

Desde 2014 realiza actividades de voluntariado en Cruz Roja en proyectos de "Infancia Hospitalizada".

Monotiora en Jornadas Masivas de RCP Básica en Instituto Alto Conquero (Huelva), invitada por 061, en Octubre de 2014.

Participación en Encuentros CONCIENCIA diabetes desde el año 2013.

Publicaciones

Coordinadora del libro 1 *Heridas Agudas*, de la colección *Notas sobre el cuidado de Heridas*. (Libro impreso). Editado por Molina Moreno Editores. Con ISBN-10: 1534657053, en Primera Edición de 13 de Junio de 2016.

Coautora del libro 12 *Pie Diabético*, de la colección *Notas sobre el cuidado de Heridas*. (Libro impreso). Editado por Molina Moreno Editores. Con ISBN-10: 153774108X, en Primera Edición de 16 de Septiembre de 2016.

Coordinadora del libro 4 *Heridas Quirúrgicas*, de la colección *Notas sobre el cuidado de Heridas*. (Libro impreso). Editado por Molina Moreno Editores. Con ISBN-10: 1537755234, en Primera Edición de 17 de Septiembre de 2016.

Autora del libro Jóvenes y Diabetes – *Uso del Medidor Continuo de Glucosa*, de la colección *Mi Trabajo Fin de Grado*. (Libro impreso). Editado por Molina Moreno Editores. Con ISBN-10: 1539305740, en Primera Edición de 30 de Septiembre de 2016.

Coordinadora del libro 13 *Úlceras Vasculares*, de la colección *Notas sobre el cuidado de Heridas*. (Libro impreso). Editado por Molina Moreno Editores. Con ISBN-10: 1539491455 , en Primera Edición de 7 de Octubre de 2016.

Ana Ríos Chaparro, 7 abril 1991, Minas de Riotinto (Huelva),

Formación académica

Graduada en Enfermería. Universidad de Huelva curso académico 2009-2013,

Máster en Cuidados del Enfermo en Urgencias y Emergencias año 2015. Universidad de Córdoba,

Experto Universitario de Enfermería en Salud Mental y Psiquiatría. UNED 2016,

Experiencia previa

Hospital de Llerena en área hospitalaria (2 meses) cirugía, medicina interna, maternidad y hospital de día, 2015,

Ambulancias Andalucía febrero 2016 hasta Junio 2016, Sevilla.

Huelva extrema BBT abril 2016.

Fundación Residencia Santa María de Gracia en Calañas febrero 2016 julio 2016 Calañas (Huelva),

Hospital Punta Europa Urgencias (1 mes y medio), 2016. Algeciras (Cádiz).

Publicaciones

Coautora del libro 4 *Heridas Quirúrgicas*, de la colección *Notas sobre el cuidado de Heridas*. (Libro impreso). Editado por Molina Moreno Editores. Con ISBN-10: 1537755234, en Primera Edición de 17 de Septiembre de 2016.

EDITOR: *Diego Molina Ruiz*

TÍTULOS DE LA COLECCIÓN

Notas sobre el cuidado de heridas *(15 Guías)*

Guía 1: **HERIDAS AGUDAS.** *Notas sobre el cuidado de heridas. Vol. 1*
Guía 2: **QUEMADURAS.** *Notas sobre el cuidado de heridas. Vol. 2*
Guía 3: **HERIDAS TRAUMÁTICAS.** *Notas sobre el cuidado de heridas. Vol. 3*
Guía 4: **HERIDAS QUIRURGICAS.** *Notas sobre el cuidado de heridas. Vol. 4*
Guía 5: **HERIDAS CRONICAS.** *Notas sobre el cuidado de heridas. Vol. 5*
Guía 6: **HERIDAS INFECTADAS.** *Notas sobre el cuidado de heridas. Vol. 6*
Guía 7: **LESIONES CUTÁNEAS.** *Notas sobre el cuidado de heridas. Vol. 7*
Guía 8: **CUIDADO OSTOMIZADOS.** *Notas sobre el cuidado de heridas. Vol. 8*
Guía 9: **CUIDADO TRAQUEOSTOMÍAS.** *Notas sobre el cuidado de heridas. Vol. 9*
Guía 10: **DERIVACIONES CUTÁNEAS.** *Notas sobre el cuidado de heridas. Vol. 10*
Guía 11: **ÚLCERAS POR PRESIÓN.** *Notas sobre el cuidado de heridas. Vol. 11*
Guía 12: **PIE DIABÉTICO.** *Notas sobre el cuidado de heridas. Vol. 12*
Guía 13: **ÚLCERAS VASCULARES.** *Notas sobre el cuidado de heridas. Vol. 13*
Guía 14: **ÚLCERAS EXTRIMIDAD INFERIOR.** *Notas sobre el cuidado de heridas. Vol. 14*
Guía 15: **COMPENDIO DE HERIDAS.** *Notas sobre el cuidado de heridas. Vol. 15*

EDITOR: *Diego Molina Ruiz*

Nota del Editor:

Para poder atender cualquier consulta relacionada con el presente libro o bien con la colección a la que pertenece, quedo en todo momento a disposición de todos los lectores en la siguiente dirección de correo electrónico:

molina.moreno.editores@gmail.com

Edición impresa en papel y ebook disponible en:

www.amazon.com y www.amazon.es

EDITOR: *Diego Molina Ruiz*

Copyright © 2016 Diego Molina Ruiz

Edita: Molina Moreno Editores molina.moreno.editores@gmail.com

Diseño de portada: Diego Molina Ruiz

Título de la Obra: Guía de Heridas Quirúrgicas

Guía número 4

Serie: Notas sobre el cuidado de Heridas

Primera edición: 25/10/2016

Tapa blanda, número de páginas: 99.

Autoría:

Autora: Alba Flores Reyes

Autora: Ana Ríos Chaparro

Diego Molina Ruiz Ed.

All rights reserved / Todos los derechos reservados

ISBN-10: 1539768449
ISBN-13: 978-1539768449

Edición impresa en papel y ebook disponible en:
www.amazon.com y www.amazon.es

Todos los derechos reservados. Este libro o cualquiera de sus partes no podrán ser reproducidos ni archivados en sistemas recuperables, ni transmitidos en ninguna forma o por ningún medio, ya sean mecánicos o electrónicos, fotocopiadoras, grabaciones o cualquier otro sin el permiso previo de los titulares del Copyright. Las imágenes han sido cedidas por los autores y se prohíbe la reproducción total o parcial de las mismas.

Guía 4: HERIDAS QUIRÚRGICAS

www.ingramcontent.com/pod-product-compliance
Lightning Source LLC
Chambersburg PA
CBHW081203180526
45170CB00006B/2196